常用补益中药

鉴别与应用

夏鑫华　马鸿雁　刘梅◎主编

广东科技出版社—全国优秀出版社

南方传媒

广州·

图书在版编目（CIP）数据

常用补益中药鉴别与应用 / 夏鑫华，马鸿雁，刘梅
主编. —广州：广东科技出版社，2022.6 （2023.4 重印）
ISBN 978-7-5359-7850-9

Ⅰ. ①常… Ⅱ. ①夏… ②马… ③刘… Ⅲ. ①补益
药—基本知识 Ⅳ. ①R286.79

中国版本图书馆CIP数据核字（2022）第066107号

常用补益中药鉴别与应用

Changyong Buyi Zhongyao Jianbie yu Yingyong

出 版 人：严奉强
责任编辑：李　芹
装帧设计：友间文化
责任校对：高锡全
责任印制：彭海波
出版发行：广东科技出版社
　　　　　（广州市环市东路水荫路11号　邮政编码：510075）
销售热线：020-37607413
http://www.gdstp.com.cn
E-mail：gdkjbw@nfcb.com.cn
经　　销：广东新华发行集团股份有限公司
印　　刷：广州市东盛彩印有限公司
　　　　　（广州市增城区太平洋工业区十路2号　邮政编码：510700）
规　　格：787mm×1092mm　1/16　印张9.25　字数185千
版　　次：2022年6月第1版
　　　　　2023年4月第2次印刷
定　　价：78.00元

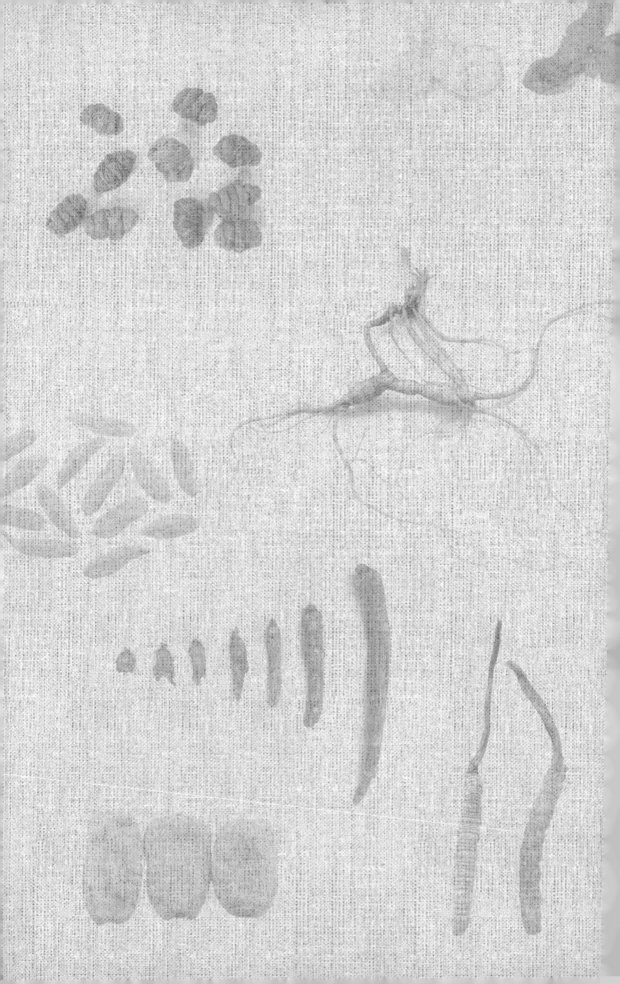

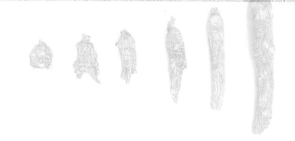

序言

一本超前的好书

中医治病有八法：汗、吐、下、和、温、清、消、补。补益类中药既能扶正祛邪、治疗疾病，又能调养身体、轻身延年。补益类中药的使用历史悠久，且深受大众喜爱。

尽管中药鉴定古已有之，但一些经典古籍文献中也多少存在一些比较严重的错误。有人考证说，上党就有五加科人参，有北宋《本草图经》的插图为证。此图谬矣！图中参的地下部分与东北的五加科人参比较，竟然缺失芦头，更接近桔梗科党参，奇怪！所有搞人参的行家都熟知，人参是根及根茎类药材，有芦头是它最大的外观特征之一，所以经典也有败笔呀！

系统的中药鉴定学在中国很年轻，20世纪，江南地区的赵燏黄等人首先将西方的生药学引进国内。20世纪50年代由卫生部牵头，汇集了多地药材公司老药工的鉴别经验，形成了中药鉴定学的雏形。至今，品种鉴别越来越成熟。我看过许多研究，其中江南的谢宗万、北京的金世元等在其著作中提出了独特的见解。而其他论著多在上述著作的基础上，增加了性状彩图，并辅以显微、理化、分子生物学等现代鉴定手段。

中药鉴定学应有两大分支：一支为传统的品种真伪鉴别，这是所有中药人的基本功；还有一支是品质优劣的鉴别。以往药商赚钱多以假乱真，但随着法规监管越来越严格，这种做法的风险也越来越大，但是以劣充优的现象一直存在。然而品质优劣的鉴别经验及技术大多掌握在商家手中，因为这是商家的饭碗，他们绝不会轻易告人。所以市面上大部分中药鉴定书籍中品质优劣鉴别的内容都比较欠缺。因此，中药鉴定学是不完整的，急需充实另一半：品质优劣鉴别。

本书中除了品种鉴别外，更为亮眼的是包含了部分品质优劣鉴别的内容。其中涉及了一些野生、半野生、栽培品中药的鉴别。例如人参，市场上很容易找到，不必造假，但是要找到一支好人参不容易。作者在书中列举了野生人参、林下山参和移山参的区别，句句到位，可圈可点也，已经走在一大堆鉴定书籍的前面。

当然，需要指出的是，本书主要作者虽有较丰富的中医临床和贵细药材鉴定经验，但编书经验还有所欠缺，略显青涩。书中有些内容的讲述没有做到精雕细琢，略显粗糙，品质优劣鉴别没有处处大放光辉。

瑕不掩瑜，总之，本书是一本实用的好书，是为推荐。

方土福

2021.8

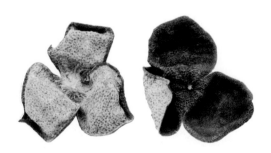

前言

中药补益是中医养生文化中的亮点，早在《神农本草经》中已有论述，其开篇曰："上药一百二十种，为君，主养命以应天，无毒。多服、久服不伤人。欲轻身益气，不老延年者，本上经。"如人参、鹿茸等均可久服且助轻身延年。传统观念认为"补"就是一种很好的养生保健方法，可助身体强健，益寿延年。从中医的专业角度来看，合理的进补对于增强人体的正气、抵御外邪、延长寿命等确实大有裨益。但是如果补不得法，或一味滥补，亦会出现不良后果，不可不慎。

在中华传统文化影响下，"进补"的思想观念已经根深蒂固。随着人们对补益类中药材的广泛使用，市场上贵重补益药材以假充真、以劣充优等现象非常严重。如用亚香棒虫草冒充正品冬虫夏草，用移山参冒充林下山参或野生人参，漂白粘碎后的燕窝冒充天然燕窝，国产西洋参冒充进口西洋参，陈皮做旧后冒充老陈皮，等等。这些现象已经严重影响到了补益药的品质和养生功效。因此对缺乏专业知识的民众而言，如何识别常见补益中药的真伪优劣及如何合理应用这些中药，是中药养生中需要重点普及的科学知识。

本书选取的常用补益中药包括人参、西洋参、阿胶、燕窝、冬虫夏草、鹿茸、肉苁蓉、灵芝等二十余味，重点讲述这些药材的分类、性状、鉴别经验、功效与主治、用法与用量、使用注意、食疗等内容，其

1

中鉴别部分围绕当前中药的市场现状、消费者的盲点，以通俗易懂的语言、图文并茂的方式展现常用补益中药的真伪优劣鉴别要点，同时还包括其来源、产地、采收与加工及储藏等。书籍的主要编写者近年来前往各中药材产区及集散地开展了大量实地调研工作，通过深入研究从种植、加工到销售的全产业链，在常用补益药材的鉴别中积累了很多素材和经验，这些均在本书中有所体现。本书鉴别内容不止真伪鉴别，还包含了大量的优劣鉴别方法，简单易行，实用性强，对于引导读者挑选优质中药具有很好的指导意义。同时为更好地展现药材的性状特征，本书中配图均为编者拍摄的专业图片，包括产地生境图、药材正品图、伪品图、鉴别要点细节图等。此外，为了更好地指导普通百姓在识药、认药的基础上合理安全使用养生保健中药，全书对所选取的常用补益药材的古今功效、用法、使用宜忌及常用食疗方法作了详尽的介绍。

　　书籍编写过程中，得到很多业内专家和友人的指导与帮助。感谢方土福先生、易业基先生、张丹雁老师对本书的专业指导，感谢刘洪生先生、肖汉发先生、王华先生对本书编写的关心和帮助，感谢李随兰、黄芳、许伟明、陈冰旋、何宝财、吴佩华、曹旭等友人提供了部分样品，感谢许滨、曹海峰、杨绣华、周余庆、马志国等朋友提供了部分照片，此外，还有刘永德、黄永新、顾炽源、叶乾龙、崔红喜、常广义、姚丽、邓乔华、孙红联、纪会苓、苏丽飞等朋友的帮助，在此一并感谢。同时，感谢广州市科技计划科普专题项目资助。囿于编者的水平和能力，书中还存在诸多不足，敬请大家指正。

编者
2022.4

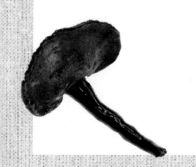

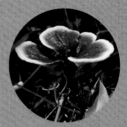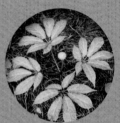

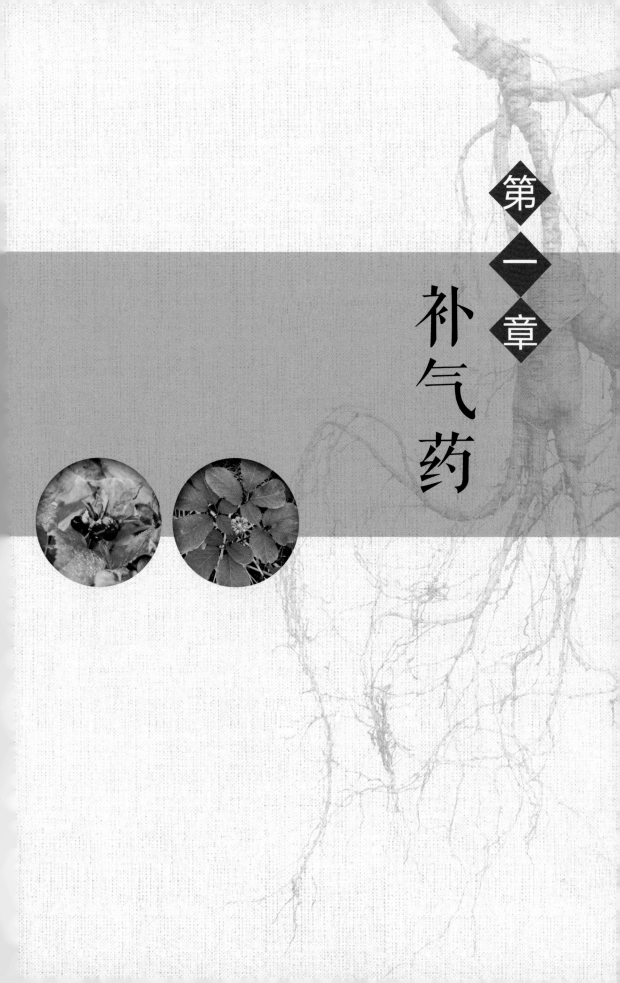

第一章

补气药

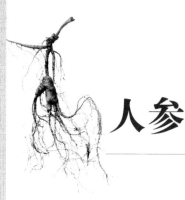

人参

人参，被誉为"百草之王""神草"，在我国的应用已有4000多年的历史，其药用价值已为世界所公认。人参别称黄参、地精、土精、玉精等，是闻名遐迩的"东北三宝"之一。《神农本草经》记载其"主补五脏，安精神，定魂魄，止惊悸，除邪气，明目，开心益智。久服轻身延年"。人参能入五脏六腑，无经不到，故应用范围极广，被誉为"补气之圣药，活人之灵苗"。

【来源】本品为五加科植物人参*Panax ginseng* C. A. Meyer的干燥根和根茎。

【产地】主产于我国东北（吉林、辽宁、黑龙江）、朝鲜半岛及俄罗斯远东地区等。

【采收与加工】7—9月采挖。新鲜人参洗净后晒干或烘干的为生晒参，洗净后经蒸制后干燥的为红参。

【分类】

1. 按生长环境

野生人参　经自然传播，自然生长在深山密林中的人参。

林下山参　播种在山林中，仿野生环境生长的人参，一般15年以上采收。

移山参　将人参小苗经一次或多次移栽后生长的人参，具部分林下山参或野生人参的特征，10年以上采收。

园参　在搭棚的参园里人工栽培的人参，4～6年后采收。其中生长于吉林集安一带的根茎长、主体长、支根长的园参被称为边条参。

目前市场流通的野山参，并不等同于野生人参，实际上包括了以上分类中的野生人参和15年以上的林下山参两类。

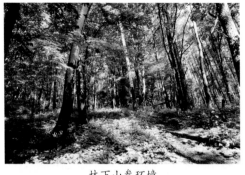

林下山参环境

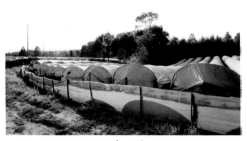

园参环境

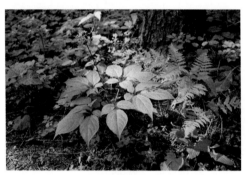

林下山参

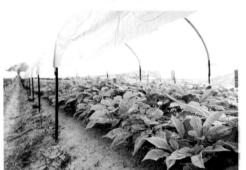

园参

2. 按野生程度

纯野生人参　野生人参。

半野生人参　林下山参、移山参。

种植人参　园参。

3. 按加工方法

鲜参　采挖后未经过加工处理的人参。

生晒参　将鲜参经过水洗、晾晒、烘干制得的人参。

红参　原料以园参为主，将鲜参洗净后，经蒸制、烘干等工序所得的人参。市场流通的高丽参其实有两种，狭义上特指来自韩国或朝鲜的进口红参，广义上是指采用韩国或朝鲜加工技术制得的红参，包含进口高丽参和国产高丽参。

【性状】

1. 野生人参

①芦：芦头细长，上下粗细均匀，多旋转弯曲，四面有碗。可见三段芦，下部为圆芦，上面潜伏芽明显，中部为堆花芦，上部为马牙芦。芦碗堆集紧密，芦

头上常有受残的痕迹。②芦：具毛毛芦、顺长芦或枣核芦等，生长方向朝下。③体：形态多样，受所处土壤环境影响，典型的为人字菱体。④腿：粗短且尖，强壮有力，俗称短鸡腿。⑤皮：细腻光滑，具油润光泽，被称为锦皮、锦缎皮。⑥纹：膀头具深篦纹，纹线波曲不直。⑦须：皮条须，清疏且长，如回旋缭绕，又称龙缠须。⑧点：可见明显的珍珠点。⑨质地：松泡而轻，被称为海绵体。⑩味：甘，具浓郁的参味。另外，因生长缓慢，整体小巧玲珑。

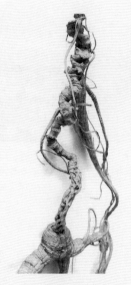

野生人参-1

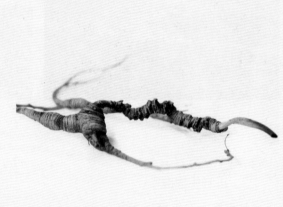

野生人参-2

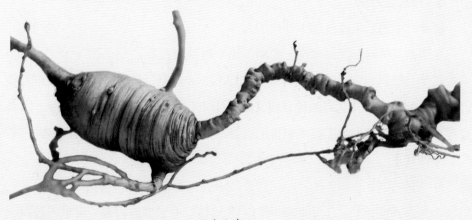

野生人参-3

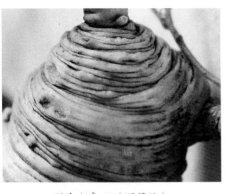
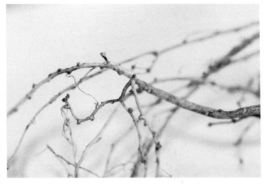

野生人参-3（深篾纹）　　　　　　　野生人参-3（须及珍珠点）

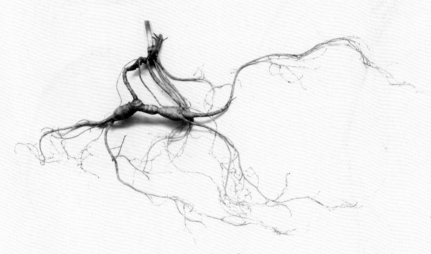

野生人参-4

2. 林下山参

①芦：芦头常直挺，二节芦居多，下部的芦碗常不明显，上部芦碗增大成马牙状。②艼：具少许毛毛艼或顺长艼，生长方向朝下。③体：主体形态自然，上粗下细、顺体、人字形等常见。④腿：多为2～3条，分裆自然，拧腿、并腿少见。⑤皮：表面呈黄白色，嫩、较细腻，随着参龄增加，皮色渐具有油润光泽。⑥纹：大多膀头具细浅纹或无纹。⑦须：须柔软细长，未加工前呈立体状，随参龄增加，须的数量会变少且皮条须的特征渐显露。⑧点：须根上可见珍珠点。⑨质地：因生长速度较野生人参快，鲜参白胖，干燥后容易出现抽沟。⑩味：微苦、甘，具特有的参味。

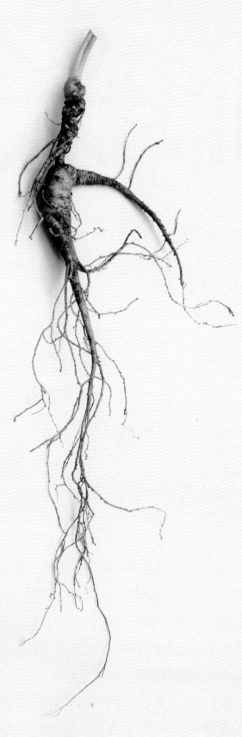

林下山参-1

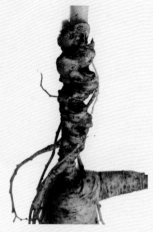

林下山参-1（芦头）

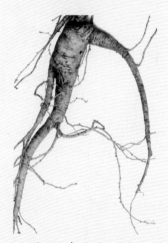

林下山参-1（主体）

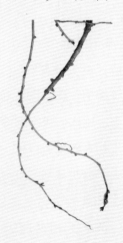

林下山参-1（须）

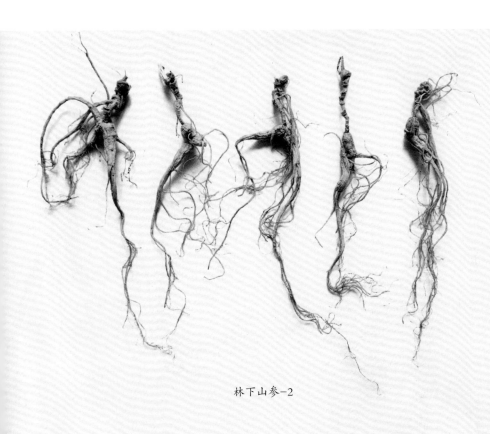

林下山参-2

3. 移山参

①芦：一般开门有碗，一芦到底，芦碗排列较杂乱，常有转芦的痕迹。②艼：长大艼，上翘或平伸。③体：笨体居多，呈不自然的形态。④腿：有肿腿、拧腿、并腿现象，分档不自然。⑤皮：较粗糙，显老相。⑥纹：常跑纹到中下部。⑦须：为平面须、扇面须，有移栽引起的烂须痕迹。⑧点：可见珍珠点。⑨质地：坚实而重。⑩味：微苦、甘。

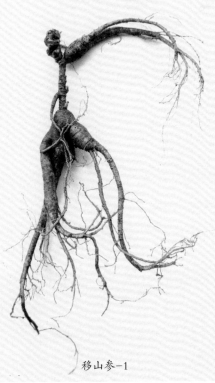

移山参-1

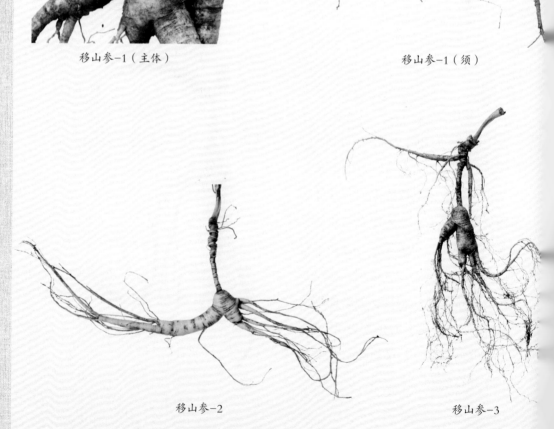

移山参-1（芦头）

移山参-1（主体）

移山参-1（须）

移山参-2

移山参-3

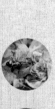

4. 园参

鲜参 ①芦：芦头较短，上具2～3个明显的凹窝状芦碗。②体：呈纺锤形或圆柱形。③皮：表面呈黄白色。④纹：上部或全体有疏浅断续的粗横纹，下部有支根2～3条，并着生多数细长的须根，须根上常有不明显的细小疣状突起。⑤味：气微香，味微苦、甘。

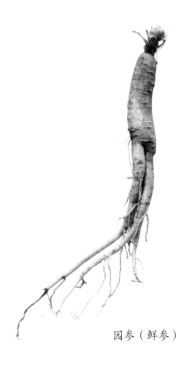

园参（鲜参）

生晒参 与上述鲜参的形态接近，主要区别是干燥后参体收缩，颜色由黄白色变为灰黄色，质地变硬，表面纵皱纹明显，断面呈淡黄白色，显粉性，形成棕黄色层环纹，皮部有黄棕色的点状树脂道及放射状裂隙。香气特异，味微苦、甘。

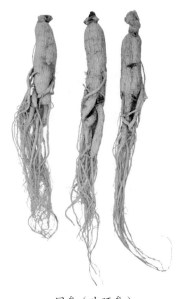

园参（生晒参）

红参

（1）国产红参 ①芦：芦头（根茎）上有数个芦碗，质硬而脆，断面平坦，角质样。②体：呈圆柱形或扁方柱形。③皮：表面半透明，呈红棕色，偶有不透明的暗黄褐色斑块，具纵沟、皱纹，下部有2到多条扭曲交叉的支根。④味：气微香而特异，味甘、微苦。

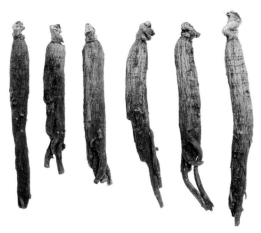

园参（红参）

（2）进口红参（高丽参）　呈长柱形，主根常压制成不规则的类方柱形。常出现并列双芦，芦头短而粗，直径与主体相当，芦碗较大，习称"蝴蝶芦"；芦头与参体连接处平直不凹陷，习称"将军肩"；下部参腿粗短无细尾。表面呈红棕色，具光泽，主根上部皮上具有交错状的不规则细纵纹，习称"蟋蟀纹"。参体表面有的部位呈现土黄色，习称"黄马褂"。气香而浓郁，味甘苦持久，嚼之难以溶化。

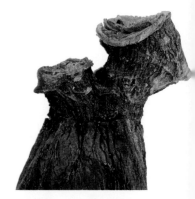

高丽参（芦头——蝴蝶芦）

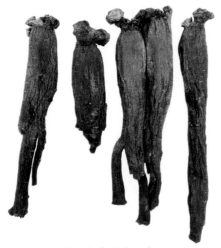

进口红参（高丽参）

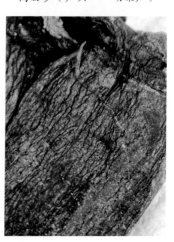

高丽参（纹——蟋蟀纹）

【常见伪劣品】

（1）在历史上曾出现用商陆*Phytolacca acinosa* Roxb.的根、豆科植物野豇豆*Vigna vexillata* (L.) Rich.的根、马齿苋科植物栌兰*Talinum paniculatum* (Jacq.) Gaertn.的根等冒充人参的情况，但随着园参的大量出现，目前利用上述伪品冒充人参的情况已十分少见。

（2）因不同品质人参之间价格悬殊，目前人参质量的主要问题是以劣充优，如用移山参冒充林下山参、野生人参，用低参龄的人参冒充高参龄的人参。此外，还存在用拼接人参（主要是拼接芦头或接须）来冒充野山参、将人参染色来冒充老参的情况。

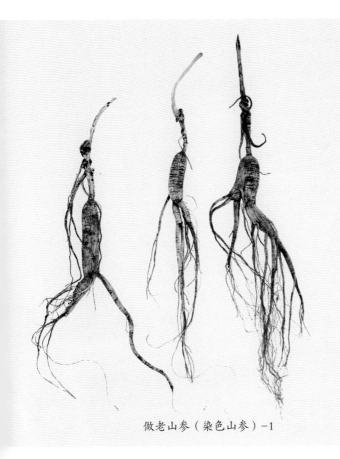

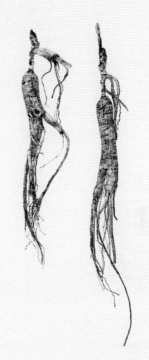

做老山参（染色山参）-1 　　　　做老山参（染色山参）-2

【鉴别经验】

（1）如何判断人参的优劣？以生长年限高、人工干预少、生长缓慢者为优，野生人参品质优于林下山参，林下山参优于移山参，移山参优于园参。

（2）如何判断是否用移山参冒充林下山参（野山参）？重点观察样品是否具有移山参的几个典型特征：①笨体居多，形态不自然；②有肿腿、拧腿、并腿现象，分裆不自然；③常具有上翘芋或平伸芋；④须为平面须或扇面须。

（3）如何判断是否染色山参？重点看颜色是否自然，正常山参的颜色为黄白色或灰黄色，若颜色整体偏黑，身上的黑纹十分明显，需特别小心。

（4）如何判断是否拼接人参？主要留意芦头和须两个部位，需细心观察芦碗连接处和须条上是否有刀痕等拼接痕迹。

（5）如何判断红参是否加糖参？一是留意潮不潮，沾不沾手；二是试下味道，尤其是留意芦碗味道是否发甜。

【储藏】

（1）鲜参宜用苔藓包裹后放入泡沫箱或保鲜盒中，冷藏保管，适时取出调节湿度。

（2）干人参宜置于阴凉、干燥处，冰箱冷藏最佳。

（3）红参宜放入木盒、置干燥通风处保存。

【功效与主治】最早的中药专著《神农本草经》已有关于人参的记载，并将其列为上品。明代李时珍《本草纲目》中记载，人参可治男妇一切虚证及发热自汗、眩晕头痛、反胃吐食、疟疾、滑泻久痢、小便频数、淋沥、劳倦内伤、中风、中暑、痿痹、吐血、嗽血、下血、血淋、血崩、胎前产后诸病。生活中如亚健康人群及糖尿病、高血压病、冠心病等慢病人群，肿瘤患者，产后术后体虚人群，贫血人群，内分泌失调及性功能低下等人群均可用人参调养。近现代中医认为人参的主要功效有大补元气、复脉固脱、补脾益肺、生津止渴、安神增智等。一般而言，野山参味甘性平，无温燥之性，大补元气，为参中之上品，补益功效最好；移山参稍弱；园参功效最弱。

现代医学研究发现人参有多种作用：明显提高人体免疫力，促进造血，提高内分泌功能；增强心肌收缩力，保护心肌，调节血管；降低血液黏稠度，降低血沉，抗血小板聚集，抗凝血，抗血栓形成；降低血糖、抗肿瘤、抗衰老、抗氧化和抗应激，兴奋中枢神经系统，增强肝脏的解毒能力；提高男性的性功能，明显增加精子数量及提高精子的活跃度与质量；等等。

【用法与用量】人参的服用方法较多，其中最为科学的服用方法是炖服，因人参中的精华可在炖煮过程中慢慢被提取出来，最终浓缩在参汤中。并且这样的人参汤剂服用后很容易被肠道吸收，达到更好的保健治疗作用。用量方面，人参每天常用保健用量为干品3～5克、鲜品5～15克。若使用的是高年限林下山参，用量可适当减少。

炖服　将干或鲜人参切成薄片，置于炖盅内，加适量冷水浸泡半小时左右，隔水炖或蒸2小时以上后服用，剩下的参渣亦可嚼食吞下。人参适合文火慢炖，若采用煎煮法，因温度过高，参气流失，会损失其中的营养物质。

含服　以干人参或鲜人参2～4片，置于舌下嚼化，起初不用咀嚼，待参片无味时细嚼后连参渣一并吞下。

泡酒　将整支人参浸泡于优质高度白酒（酒精度50～60度，500～1000毫升）内，密封置于低温阴凉处，浸泡2周后即可开始饮用，也可浸泡数月后饮用，随着时间延长，参味更浓郁。

炖煮食品　可依据个人喜好，选择鸡、鸭、瘦肉等其他食物与人参一起烹炖，做成药膳，连汤带肉一并食用。

【使用注意】鲜野山参在服用前请用软毛刷刷洗干净，日常保健服用人参最好不要同时进食萝卜或饮茶。另外，如有外感实热、气滞腹胀、舌苔黄厚等症状都不宜服用人参；12岁以下健康儿童一般不宜服用人参，如确属体虚、先天不足或治病需要，可短期服用。不宜与藜芦同用。晨起空腹服用最佳。

【食疗】

1. 人参鸡汤

（1）原料：鸡腿1只，人参3～5克，生姜3片，去核的大枣、枸杞子若干，精盐适量。

（2）做法：将鸡腿、人参、枸杞子和去核的大枣分别洗净。将鸡腿、人参、枸杞子、去核的大枣和生姜一起放入碗内，加入适量的开水，入锅隔水用小火炖至鸡腿熟透，撒入精盐即可。

（3）功效：补脾益肺，生津止渴，安神定志，补气生血。

2. 人参小米鸡粥

（1）原料：鸡腿50克，人参3～5克，大枣4～5颗，枸杞子适量，白芝麻10克，大米50克，糯米10克，小米10克，盐适量，葱花适量。

（2）做法：①糯米及小米洗净后浸泡约1小时（直接下锅也可以），人参、

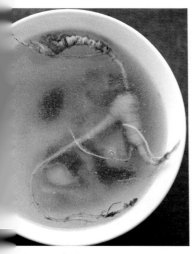

人参鸡汤

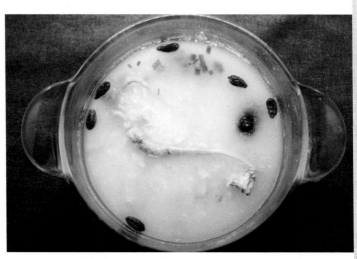

人参小米鸡粥

枸杞子、大枣、白芝麻洗净备用。②将白芝麻用调理机搅成碎状，亦可用工具捣碎。③用开水烫去鸡腿血水后将所有食材放入锅中，注入等量的水，米与水比例为1∶6，可依喜好调整浓稠度。④煮至米熟后加入适量盐，撒上葱花即可。

（3）功效：补益气血，安神定志，健脾养胃。

3. 人参酒

（1）原料：整支鲜野山参，优质高度白酒（酒精度50～60度，500～1000毫升）。

（2）做法：将整支鲜野山参浸泡于优质高度白酒内，密封置于低温阴凉处，浸泡2周后即可开始饮用。

（3）功效：安神，健脾补肺，益气生津，大补人体之元气，等等。

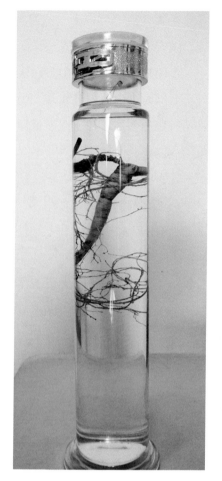

野山参酒

【附注】

（1）人参在市场流通中的名称繁多，在东北产地，有"纯货""籽货""趴货"等叫法。

a. 纯货，意味着没有一丁半点的人工干预，是野生人参的产地称谓。

b. 籽货，指用种子来繁殖，生长过程没经过任何移栽的人参，林下籽特指生长环境在林下，林下山参在产地常被叫做籽货、林下籽。

c. 趴货，指移栽时把参栽子平放在挖好的坑底，理顺芦、体、须，人参在里面貌似肚子贴地、手脚着地地"趴"在坑里，故称趴货，因此移山参在产地也会被称为趴货。

（2）大规模的林下山参基地在20世纪90年代启动，并在2000年以后快速发展。林下山参的生长年限较园参有大幅度提高，人工干预程度较园参小，生长较为缓慢，经过自然的优胜劣汰，是目前市场可供货的高品质人参。但目前林下山参发展还存在以下问题：林下山参生长过程中因人工干预程度（清林、割草、摘花蕾、施肥等）不同，品质也高低不齐，性状出现较大差异。另外，采收年限没有明确规定，目前上市的多为15年左右参龄，高年限林下山参相对较少。15年参龄的林下山参一般以鲜重10～15克、干重2～3克者为佳，超过标准的参有可能是因为其生长过程中人工干预行为太多。

（3）野山参是行业叫法，在东北产区的野山参交易市场中，里面既有大量的林下山参，也有数量众多的移山参。关于野山参的概念，不同时期的含义不同。2015年，国家标准《野山参鉴定及分等质量》（GB/T 18765—2015）将野山参定义为：播种后，自然生长于深山密林15年以上的人参。2016年，上海中药行业协会制定的《上海市中药行业野山参等级规格》中将它定义为：自然生长于深山密林下的，具有15年以上（含15年）参龄的人参，采挖后经过刷洗后烘干或晒干的定为野山参。其中具有30年以上（含30年）参龄的人参定为特级野山参。

（4）移山参的定义也随着时代在变化，早期是将野生人参小苗移栽到林下形成的商品称为移山参，现在将参苗范围扩大了，籽货苗、趴货苗移栽后形成的商品也被纳入移山参的范畴。

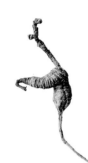

西洋参

　　西洋参，又名"花旗参"，原产于加拿大和美国，于18世纪传入中国。1709年，法国传教士杜德美奉康熙皇帝之命去东北开展地图测绘考察时，亲眼见到了人参的生长环境并亲身体会了其神奇功效，对人参产生了浓厚的兴趣。1711年，他撰写了有关中国人参的文章并发表在法国和英国的皇家协会会刊上，他还大胆推测"如果在世界上还有其他地区也有人参，很有可能是在北美加拿大，因为那里的森林、山脉与人参所在的长白山地区很相似"。1716年，同为法国传教士的拉菲特尔按图索骥，在当地印第安人的帮助下，终于在加拿大魁北克地区的原始丛林中找到了与人参的形态极为相似的植物，即西洋参。1718年，西洋参开始被法国商人带到中国，从此北美西洋参源源不断地被运往中国。西洋参主要有补肺阴、清虚火、生津止渴的功效，常用于治疗肺虚久嗽、失血、咽干口渴、虚热烦倦等病症。

【来源】本品为五加科植物西洋参*Panax quinquefolium* L.的干燥根。

【产地】本品原产于北美地区，我国现已引种栽培。现进口西洋参主产于美国（威斯康星州、纽约州、田纳西州等）、加拿大（多伦多、温哥华等），国产西洋参主产于东北地区、山东（威海文登）、北京怀柔等。

【采收与加工】秋季采挖，洗净，晒干或低温干燥。

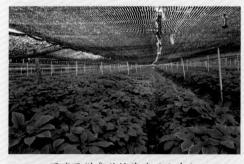

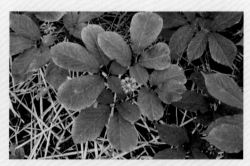

国产西洋参种植基地（山东）　　　　　　国产西洋参原植物

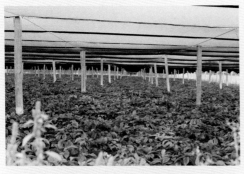

美国西洋参种植基地（威斯康星州）

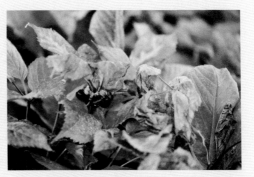

美国西洋参原植物

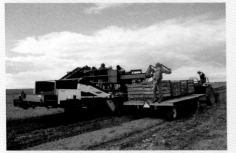

西洋参采收（威斯康星州）

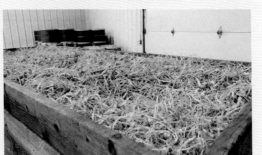

新鲜西洋参

【分类】

1. 按生长环境

西洋参可分为野生西洋参和种植西洋参，以种植西洋参为主。

2. 按产地

西洋参可分为进口西洋参和国产西洋参。进口西洋参以加拿大西洋参为主，其次是美国西洋参；国产西洋参以东北西洋参和山东西洋参为主。

3. 按修剪后的外形

西洋参可分为圆粒、原丛、短粒、短支、中支、长支等多种规格，再结合重量（不同克数）进行划分。

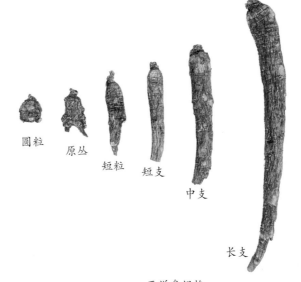

圆粒　原丛　短粒　短支　中支　长支

西洋参规格

【性状】

种植西洋参　主根呈纺锤形、圆柱形或圆锥形。表面呈浅黄褐色或黄白色，可见横向环纹和线性皮孔突起。体重，质坚实，不易折断，断面平坦，呈浅黄白色，略显粉性，皮部可见黄棕色点状树脂道。气微而特异，味微苦、甘。

野生西洋参　主根呈人字形、纺锤形等。外皮颜色较种植西洋参要深，呈灰褐色。主根上常可见密集的深黑色横环纹，在靠近芦头的顶端最明显，质地疏松。参味较种植西洋参浓，有独特的浓郁香味。

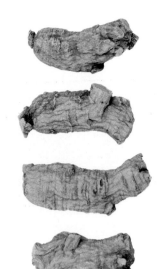

种植西洋参

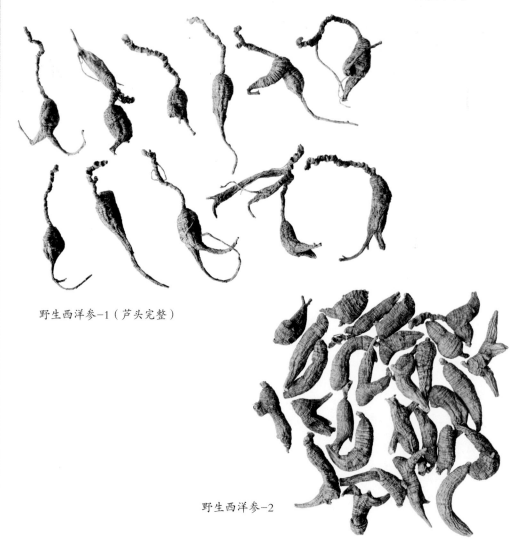

野生西洋参-1（芦头完整）

野生西洋参-2

【常见伪劣品】

（1）种植西洋参冒充野生西洋参。

（2）国产西洋参冒充进口西洋参。

（3）人参片与西洋参片互相冒充。

【鉴别经验】

（1）如何判断是否野生西洋参？重点如下：①味甘、味苦，具特有的浓郁参香；②质地松泡，以海绵体为主；③靠近芦头的膀头位置常有密集的横环纹；④芦头完整的话，芦头细长弯曲，芦碗排列紧密。

（2）如何鉴别是西洋参片还是人参片？人参片颜色偏白一些，质地较轻泡，断面裂隙明显，气味较淡；西洋参片质地较坚实，断面裂隙不明显，且味更浓、苦。

（3）如何判断是国产西洋参还是进口西洋参？鉴别难度较大，需要依赖丰富的经验，但还是有一些规律可循：①颜色上，美国西洋参的颜色偏灰黑色，加拿大西洋参的颜色偏金黄色，山东西洋参的颜色偏灰色，东北西洋参的颜色偏黄白色；②表面纹理上，进口西洋参有明显的纵皱纹和横向皮孔，国产西洋参相对不太明显；③气味上，进口西洋参与国产西洋参气味差异较细微，需多次、长时间品鉴才可明了。

（4）种植西洋参的规格等级很多，如何挑选？大部分西洋参是种植后3～4年采收，所以并非个头越大参龄就越大，不需要盲目挑选个头大的。同一片土地采收的西洋参也有各种形状，而外形长相与种植西洋参的质量相关性并不是很强，所以不需要盲目选择某一个规格。重点要看：①西洋参的外表颜色是否自然，有没有染色；②断面颜色是否太深（太深代表放置时间太久，质量会下降）；③气味是否浓郁。

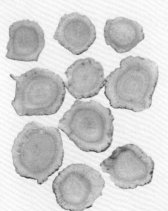
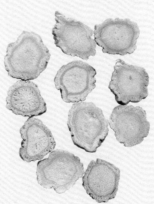

西洋参片（左）和人参片（右）

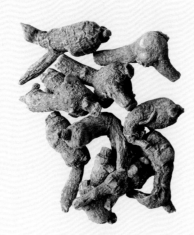
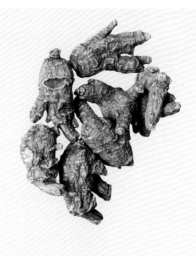

国产山东西洋参（左）和进口美国西洋参（右）

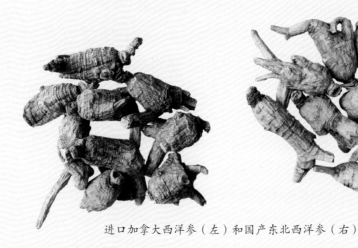
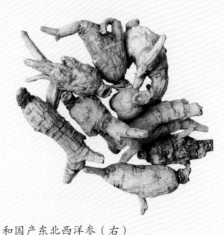

进口加拿大西洋参（左）和国产东北西洋参（右）

【储藏】置阴凉干燥处，或者密封后低温冷藏。需注意防潮、防蛀和防虫。

【功效与主治】《本草从新》记载西洋参"补肺降火，生津液，除烦倦。虚而有火者相宜"。《本草再新》谓其可"治肺火旺，咳嗽痰多，气虚呵喘，失血，劳伤，固精安神，生产诸虚"。近现代中医认为西洋参味甘、微苦，性凉，主要功效有补气养阴、清热生津等，主治气阴两伤、肺虚久嗽、咽干口渴、虚热烦倦等。

现代医学研究发现，西洋参主要含人参皂苷、拟人参皂苷、氨基酸、多糖、微量元素等。现代药理研究表明，西洋参具有镇静、抗惊厥、抗缺氧、抗应激、增强免疫力、增加心肌血流量、降低冠状动脉阻力、减少心肌耗氧量、抗心律失常等药理作用。

【用法与用量】另煎兑服，3~6克。

【使用注意】中阳衰微及胃有寒湿者忌服，不宜与藜芦同用。

【食疗】

1. 西洋参炖雪梨

（1）原料：西洋参5克，杏仁10粒，雪梨1个，白糖30克。

（2）做法：雪梨洗净，切成两半，去核，将杏仁、西洋参、白糖拌匀后放入梨去核中空部分，再将两半梨合在一起，用牙签扎紧，放入炖盅内，加入半盅清水，隔水炖1小时即可。

（3）功效：化痰止咳，润肺平喘，清热生津。适用于慢性支气管炎及肠燥便秘者。

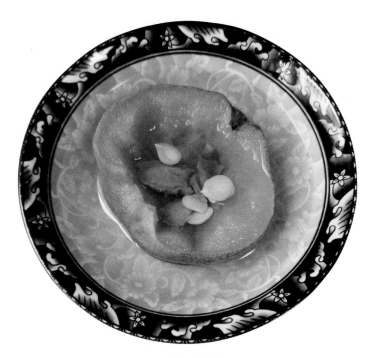

西洋参炖雪梨

2. 西洋参健脾补气汤

（1）原料：西洋参5克，怀山药30克，百合20克，玉竹15克，白扁豆20克，瘦肉500克，盐适量。

（2）做法：将怀山药、百合、玉竹、白扁豆放入清水中浸泡15~20分钟（西洋参不建议浸泡），然后滤水捞起待用，将瘦肉放入沸水中煮8~10分钟，除去血污、异味，捞起待用；将待用的汤料、主料放入汤煲，加入2000毫升清水，用大火煮沸后，调至小火慢煲90～120分钟；于熄火前5分钟加入适量盐调味即可。

（3）功效：健脾补气养阴，清热生津，亦可提高免疫力。适用于脾气虚或阴虚肺热咳嗽者。

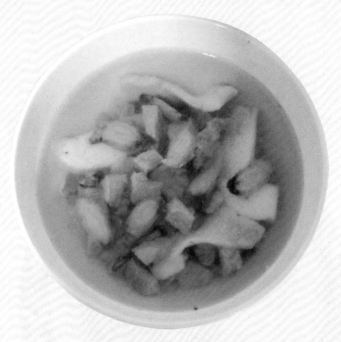

西洋参健脾补气汤

【附注】野生西洋参主要来自美国，但产量少。现在美国、中国已经有林下种植西洋参（半野生西洋参）的基地。

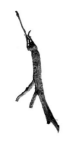

党参

党参之名始见于清代吴仪洛著的《本草从新》。书中记载"按古本草云：参须上党者佳。今真党参久已难得，肆中所卖党参，种类甚多，皆不堪用。惟防风党参，性味和平足贵。根有狮子盘头者真，硬纹者伪也"。此处所说的"真党参"指产于山西上党（今山西长治）的五加科人参，由于该地区的五加科人参逐渐减少乃至绝迹，后人遂用其他形态类似人参的植物药材伪充之，并沿用了"上党人参"的名称。清代医家已清楚地认识到伪充品与人参的功用不尽相同，于是逐渐将形似防风、根有狮子盘头的一类药物独立出来作为新的药材品种处理，并定名为"党参"，沿用至今。党参具有补中益气、健脾益肺、养血生津的功效，主治脾肺气虚、气血两虚及气津两伤等证。党参功效与人参相似，药力较人参薄弱，故常用于代替人参治疗一般虚证，而心气虚、肾气虚、虚脱重证等则仍用人参为宜。

【来源】本品为桔梗科植物党参*Codonopsis pilosula* (Franch.) Nannf.、素花党参*Codonopsis pilosula* Nannf. var. *modesta* (Nannf.) L. T. Shen或川党参*Codonopsis tangshen* Oliv.的干燥根。

【产地】主产于山西、甘肃、湖北、四川等省及东北地区。

【采收与加工】秋季采挖，洗净，晒干。

【分类】

1. 按基源与产地

白条党参　主产于甘肃省定西市等地，来源于党参*C. pilosula* (Franch.) Nannf.的根。

潞党参　主产于山西省长治市、晋城市等地，来源于党参*C. pilosula* (Franch.) Nannf.的根。

纹党参　主产于甘肃省陇南市、四川省平武县等地，来源于素花党参 *C. pilosula* Nannf. var. *modesta* (Nannf.) L. T. Shen的根。

川党参　主产于湖北、湖南、四川等地，来源于川党参 *C. tangshen* Oliv. 的根。

目前市场上以白条党参、纹党参为主。

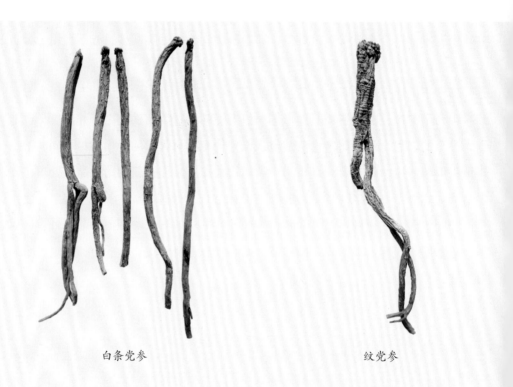

白条党参　　　　　　　　　　　　纹党参

2. 按生长环境

党参可分为野生党参和人工栽培党参（家种党参），目前以人工栽培党参为主。

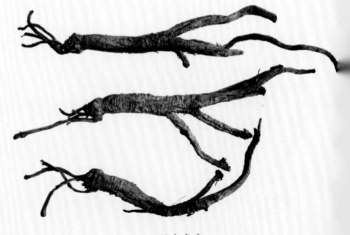

野生党参

【性状】

党参 根略呈圆柱形，稍弯曲。表面呈灰黄色、黄棕色或灰棕色，根头有多数疣状突起的茎痕及芽痕，集成球状，习称"狮子盘头"；根头下有少量环状横纹；全体有不规则纵皱纹和横长皮孔样突起，支根脱落处常有黑褐色胶状物。质柔润或稍硬，断面较平整。皮部呈淡棕黄色至黄棕色，木部呈淡黄色至黄色。气微香，味甜。

纹党参 表面呈黄白色至灰黄色，根头下致密的环状横纹常达全长的一半以上。断面裂隙较多。味微甜，具有特殊的香气。

川党参 表面呈灰黄色至黄棕色，质较软而结实，断面裂隙较少。

【常见伪劣品】

斜府党（管花党参） 本品为桔梗科植物管花党参Codonopsis tubulosa Kom.的根。根头部也呈"狮子盘头"状，根头下稍细，环状横纹有或无，全体有多数不规则纵沟和纵棱，以及横长或点状显著突起的皮孔。气微香，味微甜，嚼之有渣。

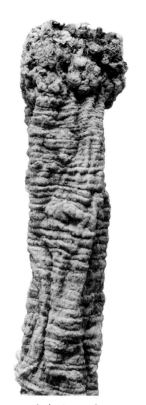

纹党参（狮子盘头和横纹）

甘孜党参 本品为桔梗科植物球花党参Codonopsis subglobosa W. W. Smith的根。根长纺锤形，根头不呈"狮子盘头"状，通常渐细尖如蛇头，故有蛇头党参之名。

在各地自用的党参属植物尚有灰毛党参Codonopsis canescens Nannf.（四川西部）、新疆党参Codonopsis clematidea (Schrenk) Clarke（新疆及西藏）、大萼党参Codonopsis macrocalyx Diels（四川、云南）、抽葶党参Codonopsis subscaposa Kom.（四川、云南）等。

【鉴别经验】

（1）选购党参，首先要排除硫黄熏超标品，这种党参颜色偏浅，呈黄白色，闻起来有明显的酸味。

（2）纹党参与白条党参如何鉴别？白条党参主根上的环状横纹较少，而纹党参横纹明显，长度常达全长的一半以上；白条党参味道偏甜，纹党参味道微甜、偏甘。一般认为，纹党参优于白条党参。

（3）野生党参质优于人工栽培党参，如何区别？野生党参生长年限长，根头常膨大，参体粗壮，质地疏松，有特有的浓郁香味；人工栽培党参质地较紧密，味偏甜。

（4）通常以生长年限长、条大粗壮、皮松肉紧、有狮子盘头、横纹多、肉质柔润、气浓、味香甜、嚼之无渣者为佳。

【储藏】党参因含糖量较高，易吸潮、虫蛀。一般必须在低湿的环境下贮存，密封后低温冷藏最佳。

【功效与主治】《本草从新》记载党参"补中益气，和脾胃，除烦渴。中气微虚，用以调补，甚为平妥"。《本草正义》谓其"力能补脾养胃，润肺生津，健运中气，本与人参不甚相远，其尤可贵者，则健脾运而不燥，滋胃阴而不滞，润肺而不犯寒凉，养血而不偏滋腻，鼓舞清阳，振动中气，而无刚燥之弊"。近现代中医认为党参味甘性平，可补脾肺气、补血、生津，主治脾肺气虚、气血两虚及气津两伤等证。

现代医学研究发现党参含多糖、酚类、甾醇、挥发油、维生素B1和维生素B2、多种人体必需氨基酸、皂苷类、微量生物碱、微量元素等。党参对神经系统有兴奋作用，能增强机体抵抗力；能调节胃肠蠕动，抗溃疡，抑制胃酸分泌，降低胃蛋白酶活性；对放射治疗、化学治疗引起的白细胞下降有提升作用；能扩张周围血管而降低血压，又能抑制肾上腺素的升压作用。

【用法与用量】煎服，9～30克。

【使用注意】有实邪者忌服，不宜与藜芦同用。

【食疗】

1. 党参黄芪鸡汤

（1）原料：老母鸡半只，党参30克，黄芪30克，大枣25克，龙眼肉15克（或10颗去皮干龙眼），姜片少许，盐少许。

（2）做法：①鸡洗净，剁成块（如果锅够大的话也可整只或半只放入），鸡块入凉水锅中煮开，然后捞出冲净沥干；②大枣和龙眼肉用清水冲洗一下，党参和黄芪用清水浸泡3～5分钟，之后捞出冲净沥干；③所有材料放入电压锅内胆中，注入清水1500毫升，选择"煲汤"档。食用前加盐调味即可。

（3）功效：补气益血，健脾养胃。适用于脾胃虚弱、食欲不振、消化不良等证。

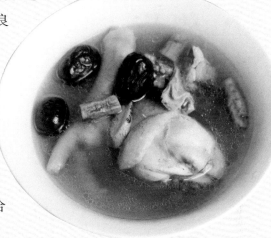

2. 参苓粥

（1）原料：党参15～20克，白茯苓15～20克，大米100克。

（2）做法：先将党参切成薄片，将白茯苓捣碎，浸泡半小时，加适量水煎取药汁2次，把2次药汁合并，与大米同煮成粥。

党参黄芪鸡汤

（3）功效：益气健脾。适用于小儿营养不良，面色苍白无华，形体消瘦，毛发焦枯，困倦神疲，自汗低热，哭声无力，大便溏泻，睡卧不宁。

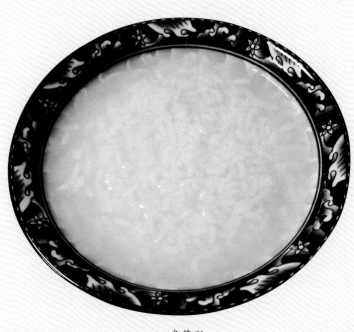

参苓粥

黄芪

　　黄芪，又名黄耆，以其根入药，药用历史悠久。中国最早的本草著作《神农本草经》已将其列为上品。李时珍在《本草纲目》中解释："耆，长也。黄耆色黄，为补药之长，故名。"《药物出产辨》载："正芪产区分三处：一关东，二宁古塔，三卜奎。"《药性歌诀》云："黄芪性温，收汗固表，托疮生肌，气虚莫少。"

　　【来源】本品为豆科植物蒙古黄芪*Astragalus membranaceus* (Fisch.) Bge. var. *mongholicus* (Bge.) Hsiao或膜荚黄芪*Astragalus membranaceus* (Fisch.) Bge.的干燥根。

　　【产地】主产于甘肃、内蒙古、山西、陕西、吉林、山东等地。仿野生黄芪主产于山西（浑源县及周边地区）、陕西（子洲县）、内蒙古（武川县）等地。

　　【采收与加工】普通黄芪一般为种植黄芪，又称移栽黄芪，指育苗1年，移栽1~2年后采收的黄芪。仿野生黄芪一般是采用仿野生模式，播种后5年以上采收。春、秋两季采挖，除去须根和根头，晒干。

　　【分类】黄芪按生长环境可分为种植黄芪、仿野生黄芪和野生黄芪，以种植黄芪为主。

　　【性状】

　　种植黄芪　本品呈长圆柱形，有的有分枝，上端较粗。表面呈淡棕黄色或淡棕褐色，有不整齐的纵皱纹或纵沟。质硬而韧，不易折断，断面纤维性强，并显粉性，皮部呈黄白色，木部呈淡黄色，有放射状纹理及裂隙，此特征被称为"金井玉栏"。老根中心偶有枯朽状，呈黑褐色或空洞。气微，味微甜，嚼之微有豆腥味。

　　仿野生黄芪　本品与种植黄芪相比，外观更长，表皮更粗糙；根皮纤维性强，粉性足，柔韧如绵，故又称"绵芪"；断面皮部有裂隙、黄白色，木心呈黄

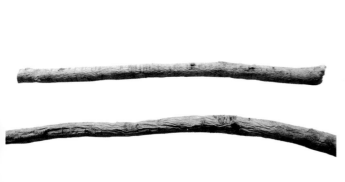

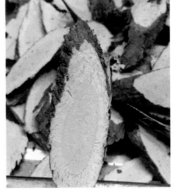

种植黄芪（上）和仿野生黄芪（下）　　　　仿野生黄芪断面（金井玉栏）

色，"金井玉栏"对比更鲜明；质地松泡，老根中心有的呈枯朽状，呈黑褐色或空洞。

【常见混淆品与伪劣品】

（1）红芪与黄芪是不同品种，红芪来源于豆科植物多序岩黄芪 *Hedysarum polybotrys* Hand.-Mazz.的干燥根。红芪与黄芪的主要区别是红芪表面呈灰红棕色，味更甜。

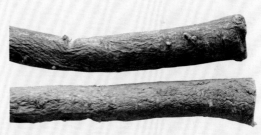

红芪（上）和黄芪（下）

（2）地方习用品中的川黄芪包括金翼黄芪 *Astragalus chrysopterus* Bge.、梭果黄芪 *Astragalus ernestii* Comb.、多花黄芪 *Astragalus floridus* Benth. ex Bge.等同科相似品种的根。

【鉴别经验】

（1）一般来说，野生黄芪、仿野生黄芪因生长年限长，人工干预相对少，品质优于种植黄芪。如何鉴别是否野生黄芪或仿野生黄芪？重点要看以下3点：①表面纹理，野生黄芪或仿野生黄芪表皮粗糙，种植黄芪表皮较光滑。②断面和质地，野生黄芪断面皮部和木部有很多裂隙，质地轻泡、粉性足，种植黄芪断面裂隙少，质地坚实。③气味，野生黄芪或仿野生黄芪味道偏甘，有特殊的香味，种植黄芪味道偏甜。

（2）不论种植黄芪还是仿野生黄芪，均以条粗长而不空心、质地柔韧而不

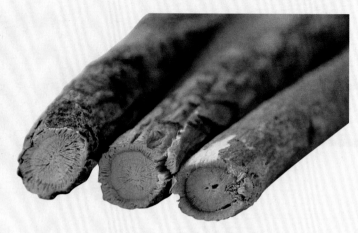

仿野生黄芪（左、中）和种植黄芪（右）

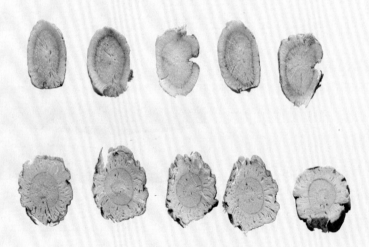

种植黄芪切片（上）和仿野生黄芪切片（下）

硬、具粉性及纤维性、断面"金井玉栏"对比明显、味浓、豆腥气明显者为佳。

【储藏】黄芪易生虫、发霉，须保存于阴凉干燥处，密封后冷藏最佳。

【功效与主治】《本草备要》记载黄芪"生用固表，无汗能发，有汗能止。温分肉，实腠理，泻阴火，解肌热。炙用补中，益元气，温三焦，壮脾胃。生血生肌，排脓内托，疮痈圣药"。近现代中医认为黄芪味甘，性微温，归脾、肺经，可健脾补中、升阳举陷、益卫固表、利尿托毒、排脓、敛疮生肌。用于气虚乏力、食少便溏、中气下陷、久泻脱肛、便血崩漏、表虚自汗、气虚水肿、痈疽难溃、久溃不敛、血虚萎黄、内热消渴，以及慢性肾炎蛋白尿、糖尿病等病症。

现代医学研究发现黄芪主要有效成分为皂苷类、黄酮类和多糖类。①皂苷类：含黄芪皂苷Ⅰ至黄芪皂苷Ⅷ、大豆皂苷Ⅰ等。②黄酮类：含山柰酚、槲皮素、异鼠李素等多种黄酮苷元以及黄酮苷类，还含有芒柄花黄素、毛蕊异黄酮等。③多糖类：含葡聚糖AG-1、葡聚糖AG-2、黄芪多糖、酸性多糖等。现代药理研究表明，黄芪具有调节免疫、抗衰老、抗应激作用，对实验性肾炎、肝炎有保护作用，且有抗心肌缺血和中枢镇静等作用。

【用法与用量】煎服，9～30克；蜜制可增强其补中益气作用。

【使用注意】有实邪者慎服。

【食疗】

1. 黄芪粥

（1）原料：黄芪30克，粳米100克，红糖40克，陈皮5克。

（2）做法：黄芪切成片，洗净后用纱布包好，置锅中，加水200毫升熬10分钟，取药汁。如前法再熬1次，收取药液待用。锅中放清水约800毫升，投入淘净的粳米，中火上烧开，改用小火煮至米烂汤稠，加入黄芪药液，熬至表面浮起粥油时放入洗净的陈皮、红糖，再煮5分钟即可。

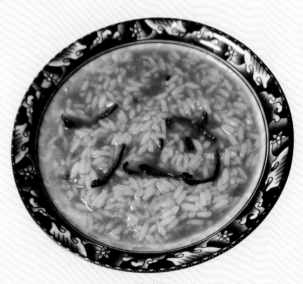

黄芪粥

（3）功效：补益中气，利水消肿。适用于慢性肾炎、老年性浮肿等。

2. 黄芪鲫鱼汤

（1）原料：鲫鱼500克，莲藕100克，黄芪20克，胡萝卜100克，大枣15克，盐4克，味精适量，黄酒15克，姜片5克，植物油100克。

（2）做法：①将鲫鱼刮鳞、去鳃，开膛去除内脏，洗去血水并沥干。②黄芪、大枣洗净，莲藕、胡萝卜洗净去皮，切块待用。③锅内倒植物油烧至六成热，放鲫鱼煎至两面金黄。④放姜片煸香，烹入黄酒，倒适量清汤，放黄芪、大枣、莲藕，大火烧开，小火慢煲1小时。⑤放入胡萝卜，用小火煲30分钟，加

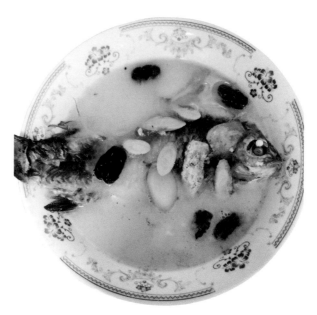

黄芪鲫鱼汤

盐、味精调味即可。

（3）功效：补气益脾，升提中气。适用于气虚之子宫下垂。

【附注】市场上的黄芪以来源于蒙古黄芪*A. membranaceus* (Fisch.) Bge. var. *mongholicus* (Bge.) Hsiao为主，甘肃、内蒙古、山西所产大多为此种。膜荚黄芪*A. membranaceus* (Fisch.) Bge.主要在黑龙江、吉林、辽宁、山东等地栽培，在东北地区还有少量野生资源。

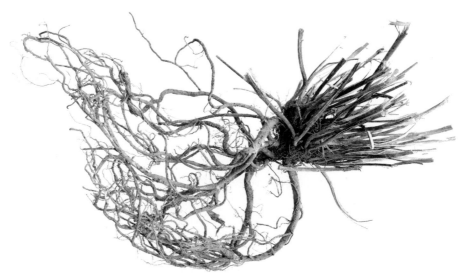

野生黄芪（产地：吉林）

山药

山药又名薯蓣，原产于中国北方，主产于河南，以古怀庆府（今河南省焦作市境内）所产山药最为地道，被称为怀山药或怀山，也就是人们常说的铁棍山药。过去受交通和信息传递限制，以讹传讹，广东、福建等南方地区误以为"怀"是淮河之"淮"，故称之为"淮山"，沿用至今。山药入药在中国已有约2000年的历史，成书于东汉时期的《神农本草经》将山药列为上品。唐代诗圣杜甫所作诗中亦有"充肠多薯蓣"的名句。山药具有补脾养胃、生津益肺、补肾涩精等功效，《药性论》谓其"补五劳七伤，去冷风，止腰痛，镇心神，补心气不足。患人体虚羸加而用之"。

【来源】本品为薯蓣科植物薯蓣*Dioscorea opposita* Thunb.的干燥根茎。

【产地】主产于河南。

【采收与加工】冬季茎叶枯萎后采挖。

【分类】山药按外形可分为毛山药、山药片和光山药。本品切去根头，洗净，除去外皮和须根，干燥，习称"毛山药"；或除去外皮，趁鲜切厚片，干燥，称为"山药片"；也有选择肥大顺直的干燥山药，置清水中，浸至无干心，闷透，切齐两端，用木板搓成圆柱状，晒干，打光，习称"光山药"。

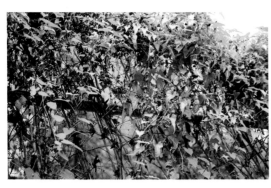

薯蓣植物

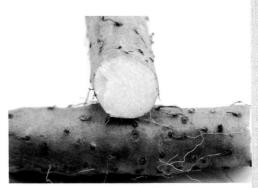

山药鲜品

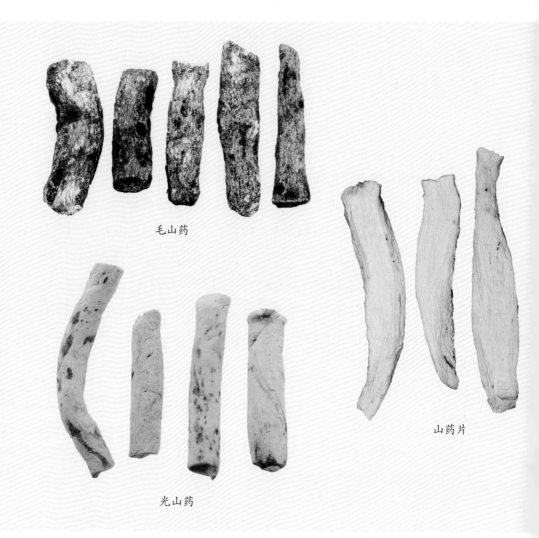

毛山药

山药片

光山药

【性状】

　　毛山药　本品略呈圆柱形，弯曲而稍扁，长15～30厘米，直径1.5～6厘米。表面呈黄白色或淡黄色，有纵沟、纵皱纹及须根痕，偶有浅棕色外皮残留。体重，质坚实，不易折断，断面呈白色，粉性。气微，味淡、微酸，嚼之发黏。

　　山药片　为不规则的厚片，皱缩不平，切面呈白色或黄白色，质坚脆，粉性。气微，味淡、微酸。

　　光山药　呈圆柱形，两端平齐，长9～18厘米，直径1.5～3厘米。表面光滑，呈白色或黄白色。

【常见伪品】

　　（1）参薯。本品为薯蓣科植物参薯*Dioscorea alata* L.的干燥根茎。为南方地区习用的一种山药。主产于湖南、广西，浙江有产，又称广山药或温山药。

药材呈不规则圆柱形、扁圆柱形、纺锤形；表面呈黄白色或淡黄棕色；断面呈白色至黄白色，富粉性；气微，味淡或味酸，嚼之发黏。

参薯的淀粉粒、针晶类同于山药（薯蓣），但针晶数量略少。横切面中柱鞘部位可见石细胞环带，与山药（薯蓣）有区别。

（2）木薯。本品为大戟科植物木薯*Manihot esculenta* Crantz的干燥块根。切片后易与山药（薯蓣）混淆。木薯多呈斜切片，切面呈白色、粉性，近皮部可见明显的筋脉环纹，中央有一细小木心或不规则放射状的裂隙。味淡，嚼之不发黏。

木薯的显微鉴别要点是淀粉粒类圆形或盔帽形，有草酸钙簇晶，与山药（薯蓣）有区别。

【鉴别经验】

（1）性状鉴别要点：略呈圆柱形，弯曲而稍扁，可见残留

参薯鲜品

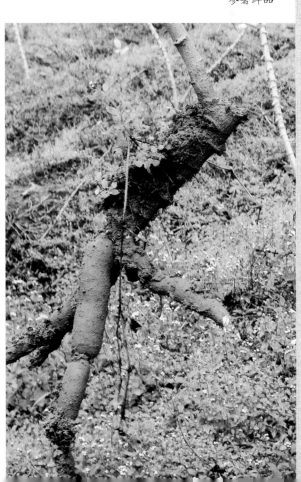

木薯鲜品

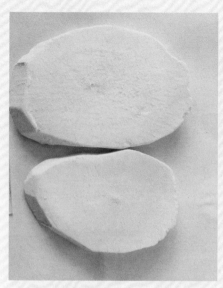
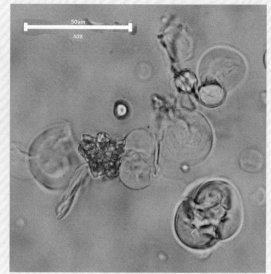

木薯片　　　　　　　　　　　　　　木薯显微图

的黄棕色外皮及须根痕；或为类圆形切片，切面可见散列维管束点。质坚实，断面呈白色，粉性。气微，味淡或微酸。

（2）显微鉴别要点：淀粉粒扁卵形、三角状卵形、类圆形或矩圆形。可见针晶。

（3）以条长、体粗、质坚实、粉性足者为佳。

【储藏】置阴凉、干燥处。需注意防潮、防蛀和防虫。

【功效与主治】《神农本草经》记载山药"主伤中，补虚羸，除寒热邪气，补中益气力，长肌肉。久服耳目聪明，轻身不饥，延年"。《本草纲目》谓其"益肾气，健脾胃，止泄痢，化痰涎，润皮毛"。

近现代中医认为山药味甘，性平，归肺、脾、肾经，主要功效有补脾养胃、生津益肺、补肾涩精，主治脾虚证、肺虚证、肾虚证、消渴气阴两虚证等。

现代研究发现山药含有淀粉、胆碱、黏液质、淀粉酶、糖蛋白、多酚氧化酶等多种成分。药理研究发现山药具有降血糖、调节胃肠运动、增强免疫力、抗氧化、抗衰老、降血脂、抗肿瘤、抗突变、抗应激、抗辐射、麻醉镇痛、促进上皮细胞生长、抗炎、抑菌等作用。

【用法与用量】煎服，15～30克；麸炒可增强补脾止泻作用。

【使用注意】有实邪者慎服。

【食疗】

1. 山药粥

（1）原料：鲜山药100克，糯米100克，白糖70克。

（2）做法：鲜山药洗净，剥去外皮，切成鲜山药丁；糯米淘洗干净。在锅内加入清水，放入糯米、鲜山药丁，中火烧开后，改用小火慢煮至汤稠，表面有粥油时下白糖调味即可。温热服食，长期服用效果最好。

（3）功效：健脾养胃。适用于脾胃虚弱、慢性胃炎、食少便溏等。

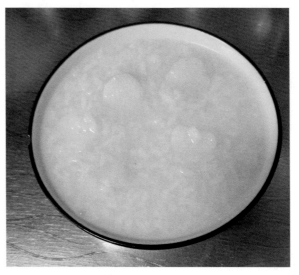

山药粥

2. 四君子猪肉汤

（1）原料：猪肉100克，山药15克，党参5克，茯苓10克，白术5克，蜜枣3枚，生姜3片，食盐适量。

（2）做法：猪肉洗净，切块；党参、茯苓、白术、山药、蜜枣洗净，用清水浸泡30分钟。将以上用料加适量清水，加生姜，大火煮沸，小火煲1.5～2小时，加食盐调味即可。

（3）功效：健脾益气。适用于小儿脾虚、纳呆、消化不佳、便溏等。

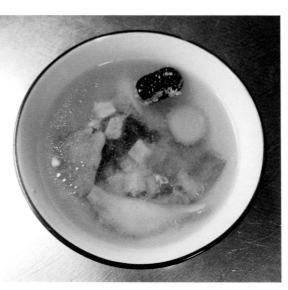

四君子猪肉汤

【**附注**】传统上加工山药的方式为用硫黄熏蒸后烘干，样品呈白色，粉性细腻，味微酸。现在加工山药的方式是无硫加工，采用切片烘干法，样品色偏黄，粉性粗糙。

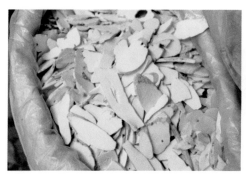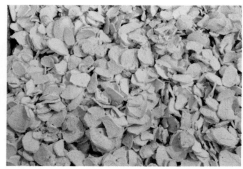

山药（硫黄熏蒸加工）　　　　　　　　　山药（无硫加工）

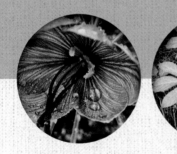

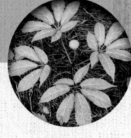

第二章

补血活血药

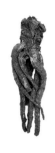

当归

当归药用历史悠久，素有"药王"之称，《神农本草经》将其列入既能祛邪又可补虚的中品，言其"主咳逆上气，温疟寒热，洗洗在皮肤中，妇人漏下绝子，诸恶疮疡金疮，煮饮之"。当归应用范围十分广泛，在中药配方中有"十药九归"之说，尤其在妇科疾病及血证类疾病方面使用甚多，故又被称为"女人要药""妇科圣药""血家圣药"等，享有"中国妇科人参"之誉。清代赵瑾叔《本草诗》曾赞其："治血当归一物精，去瘀还可令新生。淋漓弗住头堪主，积滞难消尾为行。中取有功能补养，全收无处不和平。去芦酒浸处修治，泄泻相投势欲倾。"

【来源】本品为伞形科植物当归Angelica sinensis (Oliv.) Diels的干燥根。

【产地】主产于甘肃、四川、云南、青海等省。甘肃岷县及其周边地区为其道地产区，当地产的当归习称"岷当归"。

【采收与加工】秋末采挖，除去须根和泥沙，待水分稍蒸发后，按大小扎成小把，用烟火慢慢熏干。

【分类】当归根据入药部位可分为全当归、当归头、当归尾等规格。

【性状】

全当归　根呈圆柱形或类方圆形，归头上端圆平，有茎叶残基，下部有支根数条，表面呈浅棕色至棕褐色，具纵皱及横长皮孔。质坚硬，易吸潮变软，断面呈黄白色，皮部厚，有裂隙及棕色点状分泌腔，木部色较淡，形成黄棕色层环。气清香浓郁，味甘、辛、微苦。

当归头　为除去支根的当归，呈长圆形或类拳状。上端圆钝，有茎叶残基，表面呈黄白色或淡黄棕色，有时撞击外皮至灰白色。气芳香，味甘、辛、微苦。

当归尾　上粗下细，多扭曲，有少数须根痕。气芳香，味甘、辛、微苦。

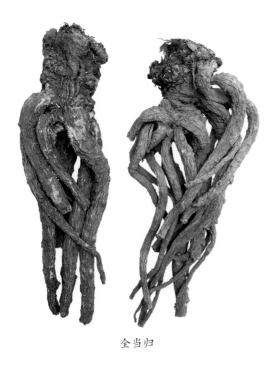
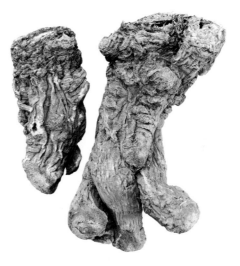

全当归　　　　　　　　　　　　　　　当归头

【常见伪劣品】

欧当归　本品为伞形科植物欧当归*Levisticum officinale* Koch的根。本品易于栽培，且产量高，常用来冒充正品当归。该品外形近似当归而较长，根头部常具多个茎叶残基，干燥后气味淡薄，干枯无油润感。气香而浊，味初微甘，继而辛辣。

东当归　本品为伞形科植物东当归*Angelica acutiloba* (Sieb. et Zucc.) Kitag.的根，别称日本当归，是日本使用的当归品种。该品根肥大，根头及主根短粗，略呈圆柱形，主根下端分出侧根5至10余条，亦呈马尾状，外形弯曲。表面呈黄棕色或棕褐色，质脆易折断。具特殊芳香，味先甜而后微苦、辛。

【鉴别经验】

（1）口尝是鉴别正品当归与伪劣品的重要方法，正品是先辛甘而后稍微有点麻舌，而常见伪品欧当归是先微甘而后辛辣麻舌感明显。

（2）当归，以岷当归为佳，岷当归优于云南产的当归（云当归）、四川产的当归（川当归）。岷当归主根长，皮细，质坚实、油润；云当归多为主根粗短，支腿多，表面呈黄褐色，皮较粗，味辛苦而辣，甘味少；川当归多质地空泡，甘味不明显，味常辛麻且苦。

（3）目前市场上的当归主要是以大小、粗细等进行分级，但须注意，当归并非个头越大质量越好，其品质判断应重点以气味为主，以气味浓郁、油性足、味辛苦而甜者为佳。

【储藏】当归容易走油，且挥发性成分为其重要的药效成分，在保存过程中宜干燥后密封，放置于冰箱中冷藏。

【功效与主治】《名医别录》言其"温中止痛，除客血内塞，中风痉，汗不出，湿痹，中恶客气，虚冷，补五脏，生肌肉"。《药性论》谓当归"止呕逆，虚劳寒热，破宿血，主女子崩中，下肠胃冷，补诸不足，止痢腹痛。单煮饮汁，治温疟，主女人沥血腰痛，疗齿疼痛不可忍。患人虚冷加而用之"。近现代中医认为当归味甘、辛，性温，归肝、心、脾经，有补血调经、活血止痛、润肠通便的功效。主治血虚诸证：血虚血瘀、月经不调、痛经、闭经、虚寒性腹痛、跌打损伤、痈疽疮疡、风寒痹痛、血虚肠燥便秘，等等。

当归主要含有挥发油、有机酸和多糖类成分。药理研究表明，当归用于血气不足和妇科疾病，能补血、调经，有促红细胞生长、促白细胞生长、防辐射、抗血小板聚集、抗心律失常、抗心肌缺血、降血脂、兴奋或抑制子宫收缩、抗炎、镇痛、抗菌、抗氧化、抗肿瘤、促进免疫、保护肝脏等功能。

【用法与用量】煎服，5～15克。

【使用注意】湿阻中满及大便溏泄者慎服。通常补血用当归头，活血用当归尾，补血活血用全当归。

【食疗】

1. 当归生姜羊肉汤

（1）原料：当归10克，生姜10克，羊肉1000克，盐少许。

（2）做法：①将羊肉洗净，剔去筋膜，放入沸水内，余去血水，捞出待冷切成条块；②将生姜、当归洗净，切成片，砂锅内放入适量清水，将羊肉块放入，再加入当归、生姜，以大火煮沸后，改用小火炖1小时，至羊肉熟烂，加少许盐。拣去生姜、当归后，食肉，饮汤，早晚各1次。

（3）功效：温经散寒，养血止痛。适用于产后血虚、腹中寒痛及寒疝等。

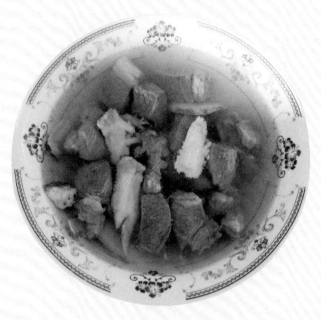

当归生姜羊肉汤

2. 当归党参陈皮瘦肉汤

（1）原料：当归10克，党参10克，陈皮少许，大枣3枚，瘦肉250克，盐适量。

（2）做法：①党参切段，当归切片。陈皮、大枣和瘦肉分别洗净。大枣去核备用。②瓦煲内加入适量清水，先用大火煲至水滚，然后加入以上全部材料。③改用小火煲2小时，喝的时候可以加入适量的盐。

（3）功效：当归长于补血养血，党参能补中益气、养血生津。适用于血虚、气血两虚等。

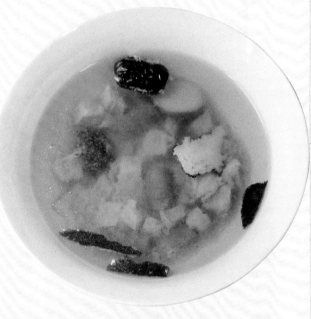

当归党参陈皮瘦肉汤

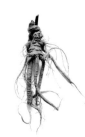

三七

　　三七，又名山漆、金不换、田七、参三七等，为我国独有的名贵中药材，也是云南省的第一大生物药用资源，被世人誉为"南国神草"，是临床上用于活血化瘀、消肿止痛的要药，也是老百姓熟知的一味药食同源的中药。李时珍《本草纲目》言："金不换，贵重之称也……味微甘而苦，颇似人参之味……南人军中用为金疮要药，云有奇功……凡杖扑损伤，瘀血淋漓者，随即嚼烂，罨之即止，青肿者即消散。"《本草纲目拾遗》云："人参补气第一，三七补血第一，味同而功亦等，故人并称曰人参三七，为药品中之最珍贵者。"三七之所以名为"三七"，据说是因为它的一生都跟"三"与"七"有关。首先，三七的生长环境主要为三分潮湿七分干燥的土壤，需要三层阳光七层阴。其次，三七植物多具有三道节子七片叶子的特征。再者，三七需要生长3～7年才有效，即"必种后三年始成药，七年乃完气"。然而，目前市场流通的三七的种植年限一般为3～4年，以3年居多。

　　【来源】本品为五加科植物三七*Panax notoginseng* (Burk.) F. H. Chen的干燥根和根茎。

　　【产地】主产于云南、广西等地。

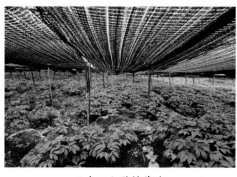

云南三七种植基地

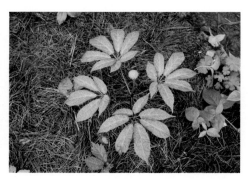

三七植物

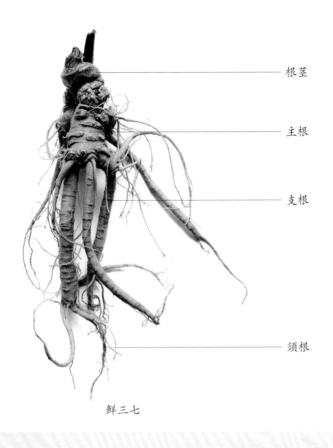

根茎

主根

支根

须根

鲜三七

【采收与加工】种植3～4年后采挖，洗净，分开主根、支根及根茎，干燥。

【分类】

1. 按采收期

三七分为春三七（开花前采挖）和冬三七（种子成熟后采挖）。

2. 按每500克能称约多少头

三七有20头、30头、40头、60头、80头、120头、200头等规格。

3. 按药用部位

三七可分为三七头（主根）、筋条（较大支根）、绒根（较细的支根及须根）、剪口（芦头）。

4. 按加工方法

三七可分为水洗三七和打蜡三七。

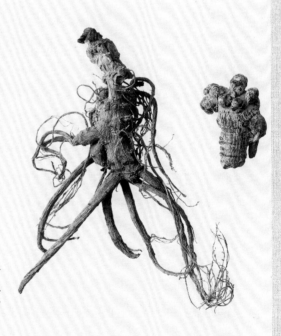

全枝三七（左）和三七头（右）

【性状】 三七的主根呈类圆锥形或圆柱形。表面呈灰褐色或灰黄色，有断续的纵皱纹和支根痕。顶部有根茎痕，周围有瘤状突起，故称"铜皮铁骨狮子头"。横断面为灰绿色、黄绿色或灰白色，击碎后皮部和木部常分离。体重，质坚实。气微，味苦回甜。

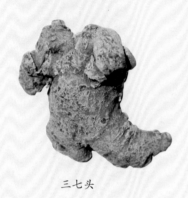 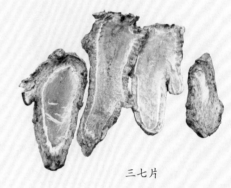

三七头　　　　　　　　　　　　　　三七片

【常见混淆品与伪劣品】

（1）藤三七为落葵科植物落葵薯*Anredera cordifolia* (Tenore) Steenis的珠芽及块茎，呈不规则块状，断面粉性，味微甜，嚼之有黏性。

（2）菊三七为菊科植物菊叶三七*Gynura japonica* (Thunb.) Juel.的根茎。此根茎含吡咯里西啶生物碱等肝毒性成分，切记不可与三七混用。

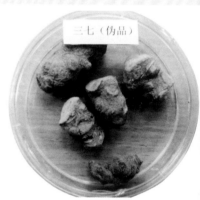

藤三七

【鉴别经验】

（1）春三七品质优于冬三七，春三七质地饱满坚实，冬三七体型瘪瘦。

（2）带帽三七是指带有剪口（根茎）的三七头。滑三七，又称滑头七，是指不带剪口的三七头。带帽三七加工时为了防止剪口掉下来，常用橡皮筋将剪口和主根绑在一起，干燥后有时橡皮筋会残留，勒痕和缝隙处也很难清理，易残留泥土和杂质，并且带帽三七常有以小充大的嫌疑，因此滑三七优于带帽三七。

（3）选购三七，选多少头合适？一般头数越少，个头越大，价格越贵，但实际上并非头数越少质量越好。在选购三七时，不要盲目追求个头大，大三七还有可能是几个小三七捆绑黏结后冒充，或是施肥过度的产品，所以不用追求个头太大。另外，也不要贪便宜买太小的三七，因为它有可能生长年限不足。建议选购40～60头的三七。

（4）不建议选购黑三七，因为很多黑三七都是染色加工后的三七。

（5）三七的质量优劣需结合外观、质地、气味等综合判断。以体重、质坚、表面光滑、断面色灰绿或绿者为佳。

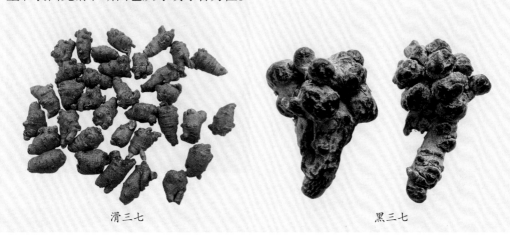

滑三七　　　　　　　　　　　黑三七

【储藏】放置于阴凉、干燥处，或置于冰箱密封冷藏，防止受潮、霉变或虫蛀。

【功效与主治】《本草纲目》记载三七"止血，散血，定痛。金刃箭伤，跌扑杖疮，血出不止者，嚼烂涂，或为末掺之，其血即止。亦主吐血，衄血，下血，血痢，崩中，经水不止，产后恶血不下，血运，血痛，赤目，痈肿，虎咬，蛇伤诸病"。近现代中医认为三七味甘、微苦，性温，归肝、胃经，有化瘀止血、活血定痛功效，主治出血、跌打损伤、瘀血肿痛等病症。

现代研究发现三七主要含皂苷类、氨基酸、黄酮类等成分。挥发油中含有30多种化合物，具有强烈三七香气。此外还含有多糖、微量元素。现代药理研究表明，三七具有止血、活血、补血、护心脑血管、镇静安神、提高记忆、延缓衰老、滋补强身等作用。

【用法与用量】多研末吞服，用量1～1.5克；煎服，用量3～10克；亦入丸、散；外用适量，研末外敷或调敷。

【使用注意】孕妇忌服。

【食疗】

1. 三七粉调经养生汤

（1）原料：三七粉5克，枸杞子10克，大枣3枚，当归5克，老母鸡1只，盐适量。

（2）做法：将母鸡切块洗净，煮至七成熟，加入盐等佐料，同时将三七粉、枸杞子、大枣、当归一起放入锅中，小火煮至鸡肉熟透即可服用；或者待汤煮好后，将三七粉放入汤中混匀，直接兑服。

（3）功效：补血活血。适用于月经量少、月经色暗淡、月经有血块、月经不调等。

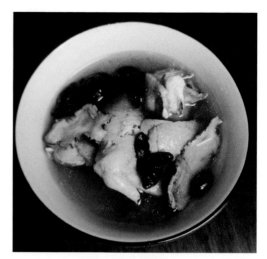

三七粉调经养生汤

2. 三七杞子炖乌鸡

（1）原料：乌鸡350克，三七8克，大枣10克，枸杞子10克，生姜10克。

（2）做法：①乌鸡斩块汆水，三七、大枣、枸杞子洗净，生姜切片待用；②净锅上火，放入清水、乌鸡块、姜片、三七、大枣、枸杞子，大火烧开转小火炖1小时，调味即可。

（3）功效：三七既能止血又能活血散瘀，还能消肿止痛，尤其是对关节痛有效。乌鸡为高蛋白、低脂肪的营养食品，是补血养血的滋补圣品。

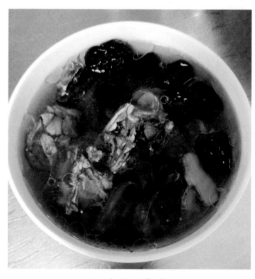

三七杞子炖乌鸡

【附注】

（1）目前市场上的三七基本都是栽培品。

（2）近年来，市场上还出现了一些用新方法加工的三七，如冻干三七。

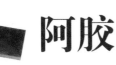

阿胶

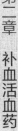

　　阿胶，是用驴皮煎煮熬制成的胶状物，为中医传统名贵补益中药，与冬虫夏草、鹿茸齐名，为中医三大传统补药。阿胶始载于《神农本草经》，为上品药材。陶弘景《名医别录》云"（阿胶）出东阿，故曰阿胶也"，这是阿胶名字的由来。阿胶补血止血，滋阴，润肺。阿胶自古以来就被推崇为"补血圣药"，故也成为民间最常用的补药之一。三国时期的曹植曾写诗赞美阿胶为"仙药"。唐代诗人肖行藻在《宫词》中曾写道："铅华洗尽依丰盈，雨落荷叶珠难停。暗服阿胶不肯道，却说生来为君容。"

　　【来源】本品是马科动物驴Equus asinus L.的干燥皮或鲜皮经煎煮、浓缩制成的固体胶。

　　【产地】主产于山东。

　　【制法】将驴皮浸泡去毛，切块洗净，分次水煎，滤过，合并滤液，浓缩（可分别加入适量的黄酒、冰糖及豆油）至稠膏状，冷凝，切块，晾干，即得。

　　【性状】本品呈长方形块、方形块或丁状。表面呈棕色至黑褐色，有光泽。质硬而脆，断面光亮，碎片对光照视呈棕色半透明状。气微，味微甘。

　　【常见伪劣品】近年来发现有用其他杂皮掺入少量驴皮熬胶，充阿胶使用。外观不易鉴定，需用质谱技术进行肽段分析。目前国家药监部门已发布猪皮、牛皮的补充检验方法，马皮掺假现象也有发现。

　　【鉴别经验】正品阿胶呈胶质状，黑褐色，半透明，有清香气，质脆，易敲断。以色乌黑、半透明、断面光亮、质脆味甘、无腥气者为佳。

　　【储藏】置阴凉、干燥处。需注意防潮、防蛀和防虫。

　　【功效与主治】《神农本草经》记载阿胶"主心腹内崩，劳极洒洒如疟状，腰腹痛，四肢酸疼，女子下血，安胎。久服轻身益气"。《本草纲目》言其"疗

阿胶正品（半透明）

阿胶伪品（不透明）

吐血、衄血、血淋、尿血，肠风，下痢。女人血痛、血枯、经水不调，无子，崩中，带下，胎前产后诸疾。男女一切风病，骨节疼痛，水气浮肿，虚劳咳嗽喘急，肺痿唾脓血及痈疽肿毒。和血滋阴，除风润燥，化痰清肺，利小便，调大肠"。近现代中医认为阿胶味甘，性平，归肺、肝、肾经，有补血止血、滋阴润肺功效，主治血虚诸证、出血证、肺阴虚燥咳、热病伤阴、心烦失眠、阴虚风动等。

现代研究发现阿胶中明胶蛋白的含量可达98.8%，水解后产生多种氨基酸，如甘氨酸、L-脯氨酸、L-羟脯氨酸、丙氨酸、谷氨酸、精氨酸等。阿胶具有造血、抗辐射损伤、抗休克、提高免疫力、止血、提高抗逆性、防止钙流失等作用。

【用法与用量】入汤剂宜烊化冲服，5~15克。

【使用注意】本品黏腻，有碍消化，故脾胃虚弱者慎服。

【食疗】

1. 阿胶大枣糯米粥

（1）原料：阿胶15克，大枣3~5颗，糯米100克。

（2）做法：将阿胶捣碎。将糯米、大枣洗净共煮，待熟，入阿胶稍煮，烊化即可。

（3）功效：养血止血，滋阴润肺，安胎。适用于血虚所致各类出血证。

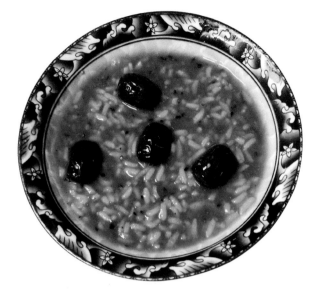

阿胶大枣糯米粥

2. 补血阿胶固元糕

（1）原料：大枣500克，黑芝麻500克，核桃仁500克，阿胶500克，冰糖250克，黄酒500毫升。

（2）做法：①大枣、黑芝麻、核桃仁切碎；②阿胶加黄酒与冰糖，放锅中用小火边煮边搅拌，直至完全溶解，再加入大枣碎等搅拌均匀；③煮好的液体倒进一个已经

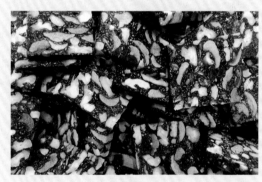

补血阿胶固元糕

预先抹油的盘子里面，常温放凉，再放进冰箱冷冻凝固；④待糕体变硬凝固后可取出切块食用。

（3）功效：滋阴补血，止血。适用于血虚证和妇女月经不调。妇女可长年服用，也适合老年人补血、补肾。

西红花

西红花，又名"藏红花""番红花"，原产于波斯地区，唐代传入我国西藏，并经西藏转运至中国内地，所以被称为"藏红花"，一度被误认为产自西藏。它是较为名贵的药材，多用于妇科疾病，主要有活血化瘀、凉血解毒及解郁安神等作用。此外，因其在女性美容养颜、香料、染料、宗教等方面有广泛而特殊的使用背景，加之极低的亩产量和极高的价格，故被称为"红色金子"。

【来源】本品为鸢尾科植物番红花 *Crocus sativus* L.的干燥柱头。

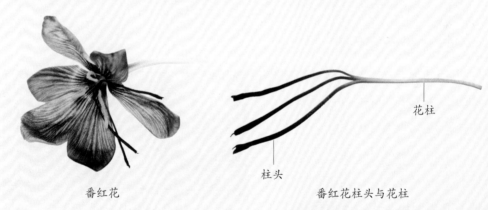

番红花　　　　　　　　　　番红花柱头与花柱

【产地】原产于西班牙、伊朗、希腊、法国等地，现主产于伊朗。我国上海崇明岛、浙江建德、江苏、安徽等地引种成功。目前仍以进口为主。

【采收与加工】在花期采集花朵，摘下雌蕊的柱头，低温烘干或晾干。

【分类】西红花按产地分为进口西红花和国产西红花。

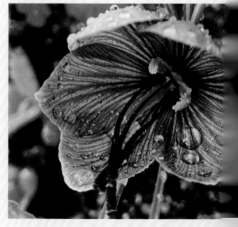

番红花原植物

【性状】

（1）外形：西红花呈线形，完整的呈三分枝。表面呈暗红色，上部较宽而略扁平，顶端边缘显不整齐的齿状，内侧有一短裂隙，下端有时残留一小段黄色花柱。体轻，质松软，无油润光泽，干燥后质脆易断。气特异，微有刺激性，味微苦。

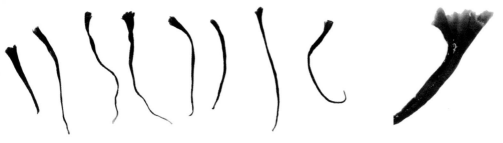

西红花药材   西红花药材上部放大图

（2）水试：取少量西红花浸入水中，可见黄色直线下沉，并逐渐扩散，水被染成金黄色，无沉淀。柱头呈喇叭状，有短缝；在短时间内，用针拨之不破碎。

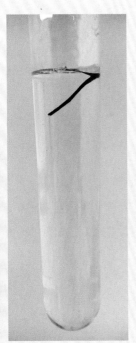
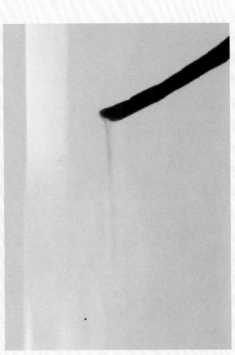
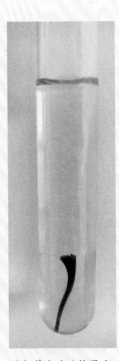

西红花水试（刚放入）   西红花水试（黄色直线下沉）   西红花水试（静置后，水被染成金黄色）

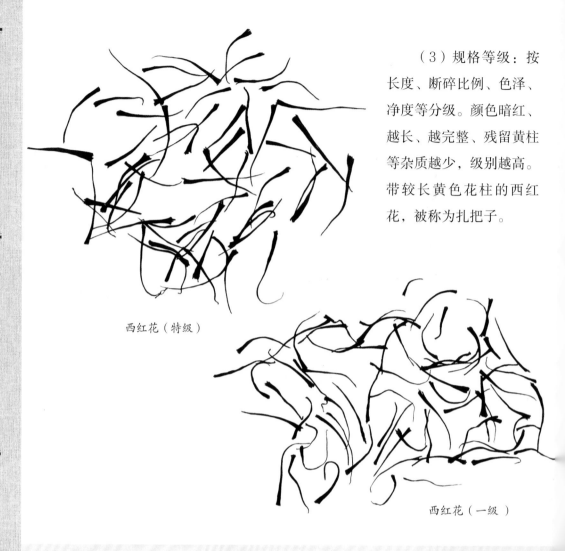

（3）规格等级：按长度、断碎比例、色泽、净度等分级。颜色暗红、越长、越完整、残留黄柱等杂质越少，级别越高。带较长黄色花柱的西红花，被称为扎把子。

西红花（特级）

西红花（一级）

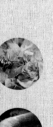

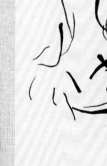

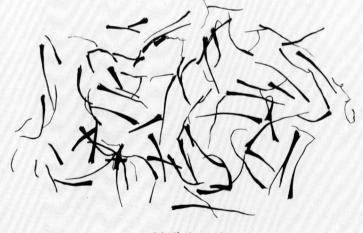

西红花（二级）

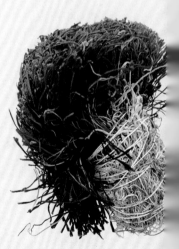

西红花（扎把子）

【常见伪品】 将番红花的非药用部位（如雄蕊、花冠等）染色，或切条后染色。

（1）用外形类似品，如莲须、玉米须等丝状物染色后伪造。

（2）用其他花的花瓣、花蕊切丝后，再染色伪造。

（3）将纸浆做成丝状，再用染料加工伪造。

【鉴别经验】

（1）先观察样品颜色和气味是否正常、是否有掺入非药用部位；再取少许西红花泡入水中，观察入水时的状态是否正常，浸泡后的水液颜色是否呈金黄色，另外，观察水面上有无油珠漂浮物及水底有无粉末沉淀等；观察浸泡后的西红花顶端边缘是否显不整齐的齿状，且内侧是否有短裂隙。综合以上几点，可鉴别真伪。

（2）以体形完整、颜色暗红、含黄色花柱少、香气浓郁、体长且无杂质者为佳。

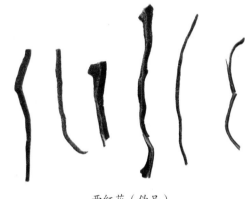

西红花（伪品）

西红花正品与伪品水试（左伪品，右正品）

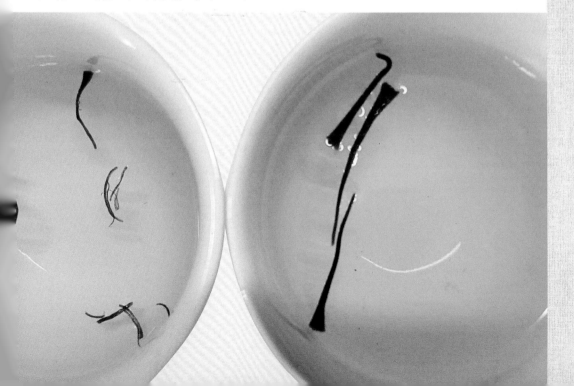

（3）国产西红花品质不亚于进口西红花，甚至前者市场价格有时还高于后者。

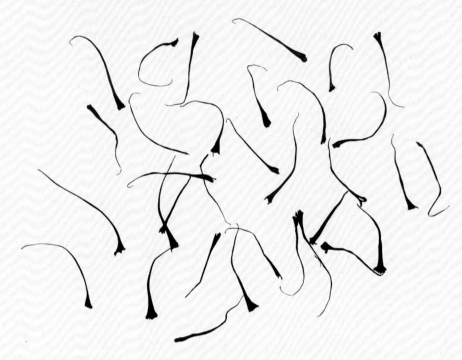

国产西红花（浙江建德）

【储藏】 遮光、密闭、冷藏。

【功效与主治】 《本草纲目》言西红花主治"心忧郁积，气闷不散，活血，亦治惊悸"。近现代中医认为西红花味甘，性微寒，归心、肝经，有活血通经、祛瘀止痛功效，主治血滞经闭、痛经、产后瘀滞腹痛、癥瘕积聚、胸痹心痛、血瘀腹痛、胁痛、跌打损伤、瘀滞肿痛、瘀滞斑疹色暗等。

现代研究发现西红花主要化学成分为藏红花素、番红花酸、菜油甾醇、豆甾醇、齐墩果酸、棕榈酸、亚麻酸、β-谷甾醇、苦藏红花苷、藏红花醛等。药理研究显示西红花有抗血凝、利胆、兴奋子宫、增加肠蠕动和延长动物发情周期的作用。临床上西红花亦常用于治疗中耳炎、白血病、再生障碍性贫血和冠心病等疾病。

【用法与用量】 煎服，1.5～3克。

【使用注意】 孕妇忌用。

【食疗】

1. 西红花益母草糖水

（1）原料：西红花3克，益母草15克，红糖20克。

（2）做法：将西红花、益母草放入锅中，水煎去渣取汁约100毫升，调入红糖溶匀即可。

（3）功效：活血化瘀，通经。用于治疗妇女产后瘀血不尽腹痛、瘀阻痛经。

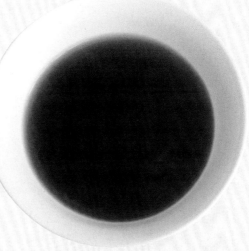

西红花益母草糖水

2. 西红花炒饭

（1）原料：西红花1克，熟米饭200克，洋葱30克，虾仁50克，青豆30克，葡萄干10克，料酒、盐、蚝油、食用油适量。

（2）做法：①将虾仁洗净，加料酒和少量盐腌制去腥，洋葱洗净切碎；②平底锅加热后，倒入食用油，将洋葱和青豆倒入锅中，炒出香味后加入虾仁，翻炒至虾仁微变色时，加入西红花，翻炒10秒后，加入熟米饭，待米饭炒至热透后，再加入葡萄干，翻炒均匀；③可根据个人口味加入适量蚝油调味，出锅即可食用。

（3）功效：活血化瘀，调经美颜。

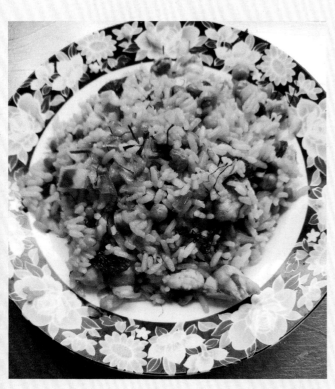

西红花炒饭

【附注】西红花与红花为两种中药，不要混淆。红花，别名川红花、草红花，为菊科植物红花*Carthamus tinctorius* L.不带子房的管状花。

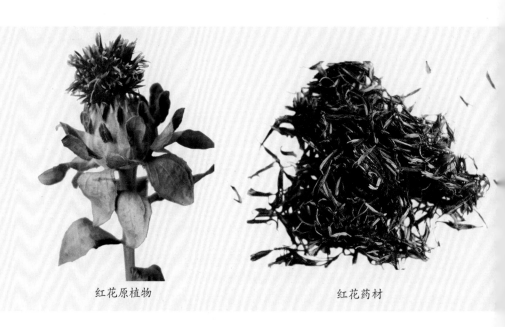

红花原植物　　　　　　　　　　　红花药材

第三章
滋阴药

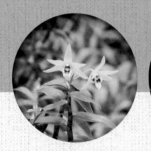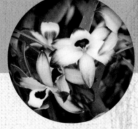

燕窝

　　燕窝又名燕菜，为金丝燕属爪哇金丝燕及同属近似燕类用唾液与其绒羽等混合凝结于悬崖峭壁或燕屋的巢窝，多建筑在海岛的悬崖峭壁上。燕窝具有较高的营养滋补功效，历来被视为珍贵补品和珍稀烹饪原料。古有"香有龙涎，菜有燕窝"之说，燕窝被列入"八珍"，为历代贡品。《本经逢原》曰："燕窝……能使金水相生，肾气上滋于肺，而胃气亦得以安，食品中之最驯良者。惜乎本草不收，方书罕用。今人以之调补虚劳，咳吐红痰，每兼冰糖煮食，往往获效。然惟病势初浅者为宜，若阴火方盛，血逆上奔，虽用无济，以其幽柔无刚毅之力耳。"《本草纲目拾遗》中记载燕窝"大养肺阴，化痰止嗽，补而能清，为调理虚损劳瘵之圣药"。

　　【来源】本品为雨燕科金丝燕属爪哇金丝燕*Aerodramus fuciphagus* Thunberg及同属近似燕类用唾液与其绒羽等混合凝结于悬崖峭壁或燕屋的巢窝。

　　【产地】主要分布于印度尼西亚、马来西亚、泰国、越南等东南亚国家。

　　【采收与加工】金丝燕一年筑巢四次左右。雨季燕窝指每年在东南亚地区雨季采收的燕窝，这个季节温暖潮湿，非常适合昆虫的生长，因此金丝燕的食物充

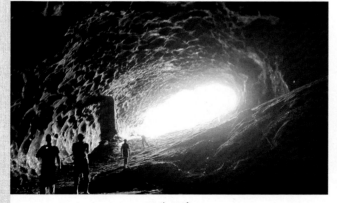

洞燕环境-1

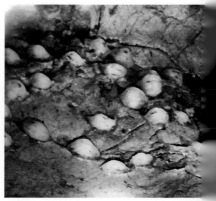

洞燕环境-2

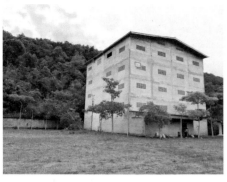
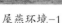

屋燕环境-1

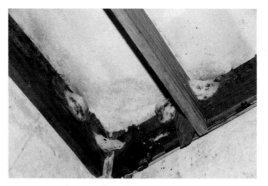

屋燕环境-2

足，筑出的巢窝杂质含量少、颜色偏白，质量较优；旱季燕窝是指其他季节采收的燕窝。

　　燕窝的原料被称为毛燕，按照其含毛量从低到高依次可分为超轻毛燕、轻毛燕、中毛燕和重毛燕。其中中毛燕和重毛燕占最大比例，而超轻毛燕则属于百里挑一。燕窝加工的主要环节为清洁、挑毛、定型和干燥。挑毛是加工中最费人工的环节，首先将毛燕遇水使其膨胀，然后用镊子将其中的燕毛和杂质挑出，这个工序非常考验工人的眼力和手工，熟练工人一天也就能挑10余盏燕窝。根据毛燕与水的接触程度，可分为干挑、半干挑和湿挑三种。

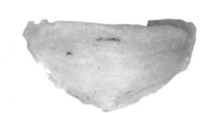

超轻毛燕

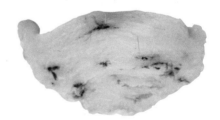

轻毛燕

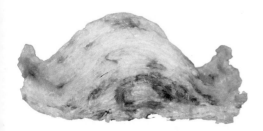

中毛燕

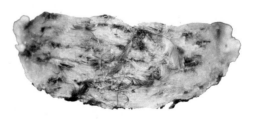

重毛燕

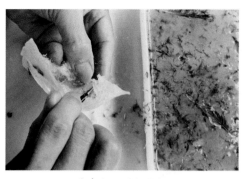
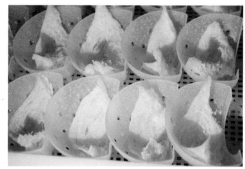

燕窝加工（挑毛）　　　　　　　　燕窝加工（定型）

【分类】

1. 按照筑巢地点

洞燕　在野生洞穴的悬崖峭壁上采摘的燕窝，产量稀少，在市场上少见。

屋燕　在燕屋（人工建造）中采摘得到的燕窝。因金丝燕不接受喂食，它们清晨外出觅食，傍晚飞回燕屋，虽金丝燕筑巢环境发生变化，金丝燕仍属野生习性。

2. 按照加工后的外观形状

燕窝可分为燕盏、燕条、燕角、燕丝、燕碎、燕饼，其中燕盏根据外观还可细分为密盏、疏盏、圆盏、三角盏等。

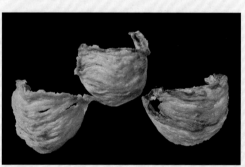
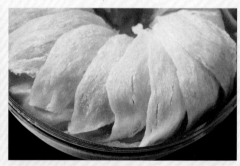

洞燕　　　　　　　　　　　　　屋燕

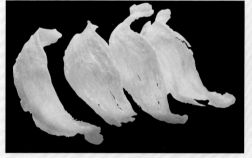
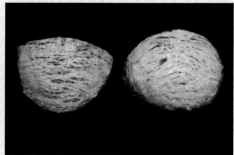

密盏　　　　　　　　　　　　　疏盏

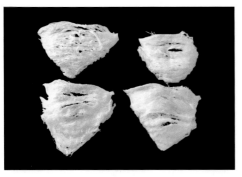
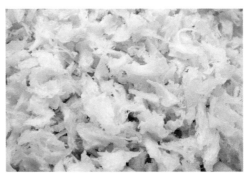

三角盏　　　　　　　　　　　　　　　　燕角

【性状】燕盏（屋燕）为黄白色或灰白色，呈半月形或船形等，边缘较整齐。燕丝分层排列，半透明，盏面常有裂隙，背面有时可见天然排列的囊丝。气微腥，浸水后会膨胀。

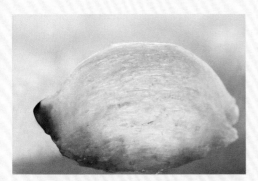
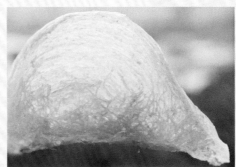

燕盏（正面）　　　　　　　　　　　　燕盏（背面）

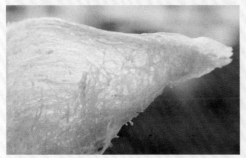

燕盏（背面及燕角）

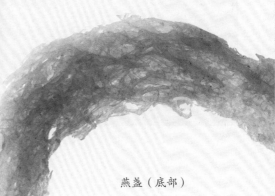

燕盏（底部）

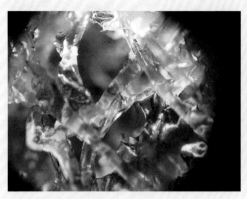
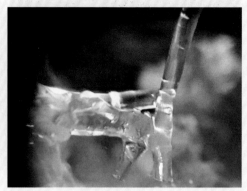

燕丝-1（体式放大镜下） 　　　　　燕丝-2（体式放大镜下）

【常见伪劣品】

（1）刷胶燕窝：在燕窝正面或反面通过刷胶等手法增加重量。

（2）粘碎燕窝：将燕碎粘在燕窝底部或背面来增加重量。

（3）药水处理燕窝：将中毛燕，尤其是重毛燕、燕碎进行化学去毛、漂白处理等。

【鉴别经验】

（1）刷胶燕窝看起来比较厚重，常密不透风，燕丝不清晰，表面常带有不正常的光泽。与天然燕窝相比，表面光泽和丝状纹理均有差异。

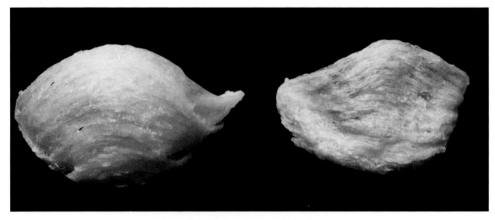

天然燕窝（左）和刷胶燕窝（右）

（2）粘碎燕窝与天然燕窝相比，燕窝囊丝排列不自然，有燕碎粘痕。

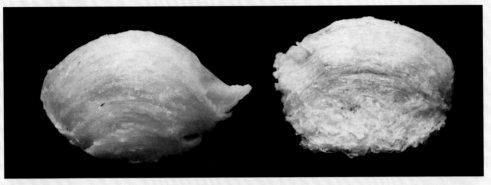

天然燕窝（左）和粘碎燕窝（右）-正面

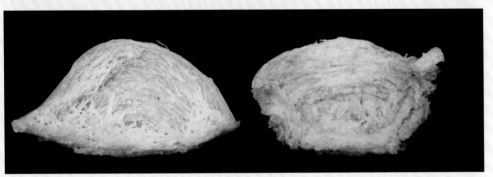

天然燕窝（左）和粘碎燕窝（右）-背面

（3）如何判断是否药水处理燕窝？药水处理燕窝颜色均一，看起来不自然，闻起来有一股特殊的味道。这类药水处理过的燕窝，营养成分会遭破坏，且残留不少有害成分，需注意。

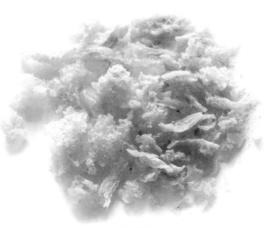

药水处理燕碎

（4）以不刷胶、不漂白、不粘碎的无添加燕窝为佳。

【储藏】燕窝干品宜放置在阴凉干燥处或冰箱冷藏。泡发好的燕窝，可将水滤过后，短时间存放于冰箱冷藏，长时间保管要放入冰箱冷冻。

【功效与主治】《本草从新》记载燕窝"大养肺阴，化痰止嗽，补而能清，为调理虚损劳瘵之圣药，一切病之由于肺虚不能清肃下行者，用此皆可治之。开胃气，已劳痢，益小儿痘疹"。《得配本草》谓燕窝"补阴润肺，生津养胃，化痰止嗽，能使金水相生，肾气上滋于肺，而胃气自安。调理虚损之品，惟此为最。化痰润肺，淡煎。滋阴养胃，和米煎粥，或冰糖煎"。近现代中医认为燕窝味甘，性平，归肺、胃、肾经，有养阴润燥、益气补中、化痰止咳功效，主治久病虚损、肺痨咳嗽、痰喘、咯血、吐血、久痢、久疟、噎膈反胃、体虚遗精、小便频数等。

现代研究发现燕窝含有丰富的水溶性蛋白和维生素D、维生素K、维生素A、维生素E等。燕窝的细胞分裂激素与表皮生长因子可促进人体细胞繁殖与再生，其水溶性蛋白的水溶液更可直接刺激免疫系统的细胞生长。燕窝有促进新陈代谢及增强免疫功能的功效，长期食用能滋阴补肾、润肺养颜、消热健脾。对小孩、老人、体弱者和患者的效果更为显著，对医治后天免疫功能丧失有良好功效。另外，有报道指出燕窝能清除气管、支气管的污秽，既可消炎杀菌，也可清除烟草的尼古丁，故对老年慢性支气管炎及长期吸烟引起的慢性支气管炎有效。

【用法与用量】 炖煮或蒸后服，3~5克。干燕窝需要泡发后才能进行炖煮，首先需要将干燕窝浸泡在清水中，一般泡发5~6小时后，燕窝会膨胀，这时可顺着燕丝的纹理把燕窝撕成条状，把燕角层状撕开。如果泡发后发现还有杂质，可用镊子将细毛等挑走，接着反复清洗，将洗干净的燕窝放入合适的容器，加适量的纯净水（水没过燕窝），隔水炖，水沸腾后再炖20~30分钟即可。炖好后根据个人口味可加入冰糖、椰汁或水果等。

66

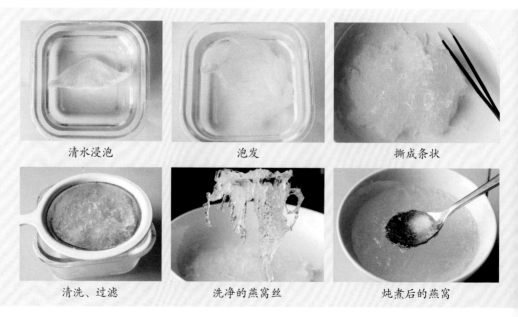

| 清水浸泡 | 泡发 | 撕成条状 |
| 清洗、过滤 | 洗净的燕窝丝 | 炖煮后的燕窝 |

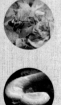

【使用注意】湿痰停滞及有表邪者慎服。

【食疗】

1. 燕窝大枣汤

（1）原料：燕窝3克，大枣3～5颗，红糖适量。

（2）做法：将燕窝用清水泡发并洗净后，与大枣（撕开、去核）同放入锅内加适量水炖20～30分钟，再加入红糖调味，即可食用。

（3）功效：美容养颜，可使肤色光泽滋润。

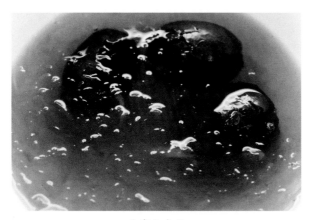

燕窝大枣汤

2. 燕窝银耳羹

（1）原料：燕窝3克，银耳5克，枸杞子3～5颗。

（2）做法：将燕窝用清水泡发并洗净后，加入泡好的银耳、枸杞子，放入炖锅内加适量水炖煮，即可服用。

（3）功效：滋阴润肺。夏季是支气管炎、肺心病、高血压病及冠心病患者最难熬的时刻，凡属于心肺阴虚型的患者都可服用燕窝银耳羹。

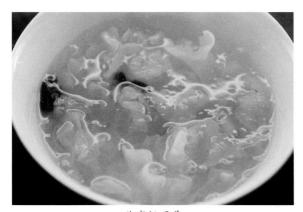

燕窝银耳羹

【附注】

（1）市场上有即食燕窝、鲜炖燕窝、冰糖燕窝等多种加工品，需要留意其干燕窝含量，以免受骗。

（2）燕碎价格较低，最容易有质量问题，如进行漂白等药水处理，购买时需注意。

（3）天然燕窝中含有少量的亚硝酸盐，因该成分易溶于水，浸泡和反复清洗可将其除去。

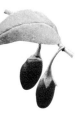

枸杞子

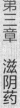

枸杞栽培和利用历史悠久,最早见于《诗经·小雅·南山有台》:"南山有杞,北山有李。乐只君子,民之父母。乐只君子,德音不已。"不同的时节,枸杞有不同的药用价值,《本草纲目》中言"春采枸杞叶(名天精草),夏采花(名长生草),秋采子(名枸杞子),冬采根(名地骨皮)",指出枸杞的叶、花、果、根均可入药,其中利用价值最高的是果实枸杞子,它可药食两用。民间常用枸杞子煮粥、熬膏、泡酒等。宁夏回族自治区是枸杞子的原产地、道地产区和主产区,尤以宁夏中宁县出产的枸杞子质量为最佳。枸杞子是"宁夏五宝"之首的"红宝"。

【来源】本品为茄科植物宁夏枸杞*Lycium barbarum* L.的干燥成熟果实。

【产地】主产于宁夏、甘肃、青海、新疆等地。

【采收与加工】夏、秋二季果实呈红色时采收。热风烘干,除去果梗,或晾至皮皱后,晒干,除去果梗。

【性状】本品外形呈类纺锤形或椭圆形,长6~20毫米,直径3~10毫米。表

枸杞鲜品

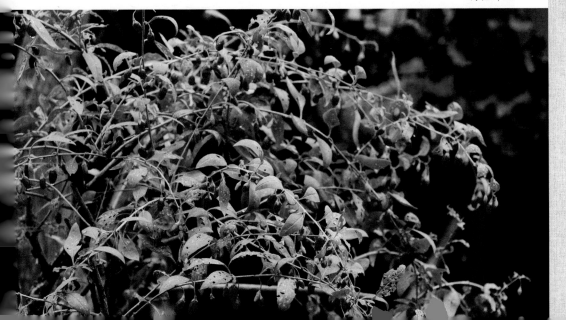

面呈红色或暗红色，顶端有小突起状的花柱痕，基部有白色的果梗痕。果皮柔韧，皱缩；果肉肉质，柔润。种子20～50粒，类肾形，扁而翘，长1.5～1.9毫米，宽1～1.7毫米，表面呈浅黄色或棕黄色。气微，味甜。

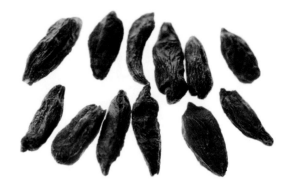

枸杞子

【常见伪劣品】

土枸杞　本品为茄科植物枸杞*Lycium chinense* Mill.的干燥果实。果实比正品略瘦小，长5～13毫米，具有不规则皱纹，黯淡无光泽。果肉薄而少，较干瘪，隔皮可见内藏种子的形迹。味甜而苦。

新疆枸杞子　本品为茄科植物新疆枸杞*Lycium dasystemum* Pojark.的干燥果实。果实呈近圆球形或椭圆状球形，两端圆钝，长通常不超过10毫米。表面暗红，有不规则皱纹。味甜、微酸。

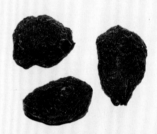

新疆枸杞子

【鉴别经验】以粒大、色红、肉厚、种子少、味甜者为佳。

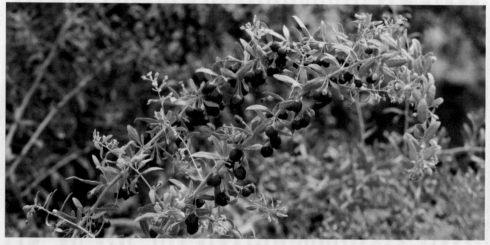

新疆枸杞鲜品

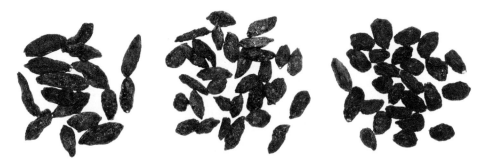

宁夏枸杞子（左）、青海枸杞子（中）、新疆枸杞子（右）对比图

【储藏】置通风干燥处，防潮，防蛀。

【功效与主治】《本草纲目》中记载枸杞子能补肾生精，养肝明目。《医学衷中参西录》谓枸杞子"为滋补肝肾最良之药，故其性善明目，退虚热，壮筋骨，除腰疼，久久服之，延年益寿，此皆滋补肝肾之功也"。近现代中医认为枸杞子味甘，性平，归肝、肾经，有滋补肝肾、益精明目功效，主治腰膝酸软、头晕、目眩、目昏多泪、虚劳咳嗽、消渴、遗精等肝肾阴亏证。

现代研究发现枸杞子有免疫促进作用，同时具有免疫调节作用；可提高血睾酮水平，起强壮作用；对造血功能有促进作用，对正常人也有显著升白细胞作用；还有抗衰老、抗突变、抗肿瘤、降血脂、保肝及抗脂肪肝、降血糖、降血压作用。

【用法与用量】煎服，6~12克。

【使用注意】外邪实热，脾虚有湿及泄泻者忌服。

【食疗】

1. 杞菊决明子茶

（1）原料：枸杞子10克，菊花3克，决明子20克。

（2）做法：将枸杞子、菊花、决明子同时放入较大的有盖杯中，用沸水冲泡，加盖，闷15分钟后可开始饮用。当茶，频频饮用，一般可冲泡3~5次。

（3）功效：清肝泻火，养阴明目，降压降脂。适用于治疗肝火阳亢型脑卒中后遗症，症见肢体麻木瘫痪，头晕目眩，头重脚轻，面部烘热，烦躁易怒，舌质偏红，苔黄，脉弦。

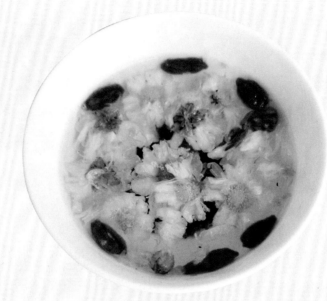

杞菊决明子茶

2. 枸杞药酒

（1）原料：枸杞子250克，熟地黄50克，百合25克，远志（甘草水制）25克，黄精（制）50克，蔗糖500克，白酒5000克。

（2）做法：以上前5味药，粉碎成粗粉，混匀，按渗漉法，用白酒浸泡10～15天后，缓缓渗漉，收集漉液；另取蔗糖500克制成糖浆，加入漉液内，搅匀，静置，滤过，即得。本品为棕红色的澄清液体，气芳香，味辛甘。白酒中的乙醇含量应为38%～43%，口服适量。

（3）功效：滋肾益肝。用于治疗肝肾不足、虚劳羸瘦、腰膝酸软、失眠健忘。

【附注】色泽过于艳丽者，可能为硫黄熏蒸，若口尝味酸，应慎用。

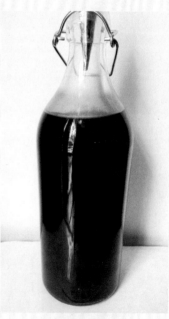

枸杞药酒

麦冬

麦冬，别称麦门冬、沿阶草、书带草、寸冬，为百合科沿阶草属植物麦冬的干燥块根，最早见载于《神农本草经》。麦冬性微寒，味甘、微苦，归心、肺、胃经，有滋阴润肺、益胃生津、清心除烦的功效。以四川三台、浙江慈溪、浙江杭州、浙江余姚等地所产麦冬为道地药材，其中产浙江者又称"浙麦冬"，是"浙八味"之一。麦冬在古代医著中多有美誉，《神农本草经》称麦冬"味甘，平。主心腹结气，伤中、伤饱，胃络脉绝，羸瘦短气。久服轻身、不老、不饥"，《医学衷中参西录》言其"能入胃以养胃液，开胃进食，更能入脾以助脾散精于肺，定喘宁嗽"。

【来源】本品为百合科植物麦冬*Ophiopogon japonicus* (L. f.) Ker-Gawl.的干燥块根。

【产地】主产于四川、浙江等地。

【采收与加工】夏季采挖，洗净，反复曝晒、堆置，至七八成干，除去须根，干燥。

【分类】麦冬按产地分为川麦冬、浙麦冬。

【性状】本品外形呈纺锤形，两端略尖，长1.5～3厘米，直径0.3～0.6厘米。表面呈淡黄色或灰黄色，有细纵纹。质柔韧，断面呈黄白色，半透明，中柱细

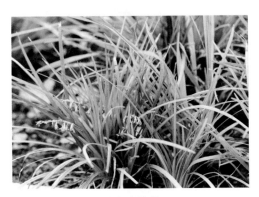

川麦冬植物

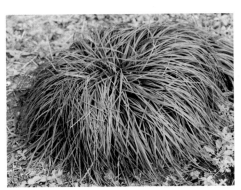

浙麦冬植物

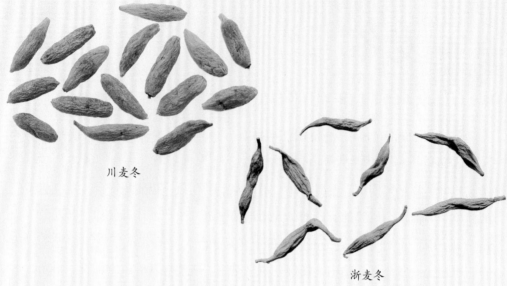

川麦冬

浙麦冬

小。气微香，味甘、微苦。其中，浙麦冬略长，两端锐尖，色泽较深，有香气。

【常见混淆品】麦冬的混淆品主要是山麦冬。山麦冬亦收载于《中华人民共和国药典》，为百合科植物湖北麦冬*Liriope spicata* (Thunb.) Lour. var. *prolifera* Y. T. Ma或短葶山麦冬*Liriope muscari*（Decne.）Bailey的干燥块根。

（1）湖北麦冬：呈纺锤形，两端略尖，长1.2～3厘米，直径0.4～0.7厘米。表面呈淡黄色至棕黄色，具不规则纵皱纹。质柔韧，干后质硬脆，易折断，断面呈淡黄色至棕黄色，角质样，中柱细小。气微，味甜，嚼之发黏。

（2）短葶山麦冬：稍扁，长2～5厘米，直径0.3～0.8厘米，具粗纵纹。味甘、微苦。

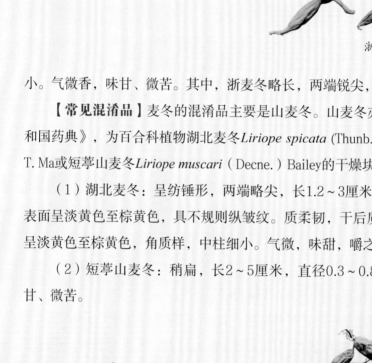

湖北麦冬

短葶山麦冬

【鉴别经验】

（1）外观上比较，麦冬折断时皮部断裂，中间木心有韧性而不易断裂；山麦冬木心小，易与皮部一起断裂。横切面显微比较，湖北麦冬韧皮部束7~15个，麦冬韧皮部束16~22个。

（2）浙麦冬生长期比川麦冬长，质量优于川麦冬。浙麦冬两端锐尖，木心更大，香味更浓。

【储藏】置于通风干燥处，防潮，防蛀。

【功效与主治】《名医别录》言其"疗身重目黄，心下支满，虚劳客热，口干燥渴，止呕吐，愈痿蹶，强阴、益精，消谷调中，保神，定肺气，安五脏，令人肥健，美颜色，有子"。近现代中医认为麦冬味甘、微苦，性微寒，归胃、肺、心经，有养阴生津、清心润肺功效，主治胃阴虚证、肺阴虚证、心阴虚证等。

现代药理研究表明，麦冬主要含沿阶草苷、甾体皂苷、生物碱、谷甾醇、葡萄糖、氨基酸、维生素等，具有抗疲劳、清除自由基、提高细胞免疫功能及降血糖的作用。另外，麦冬有镇静、催眠、抗心肌缺血、抗心律失常、抗肿瘤等作用，尤其对增进老年人健康具有多方面功效。

【用法与用量】煎服，6~12克。

【使用注意】凡脾胃虚寒泄泻，胃有痰饮湿浊及暴感风寒咳嗽者均忌服。

【食疗】

1. 沙参麦冬煲老鸭

（1）原料：净老鸭500克，瘦猪肉200克，玉竹、龙眼肉、陈皮各10克，沙参50克，麦冬20克，老姜1块，盐适量。

（2）做法：①将净老鸭和瘦猪肉分别切成3厘米见方的块。②玉竹、沙参、麦冬、龙眼肉、陈皮用冷水浸泡10分钟后取出。③净老鸭和瘦猪肉放入汤煲中，加入足量的冷水，大火烧至将开，调成小火，用汤勺撇去浮沫，放入老

沙参麦冬煲老鸭

姜、玉竹、沙参、麦冬、龙眼肉和陈皮后加盖，用中火煲2小时，食用时调入盐即可。

（3）功效：麦冬有养阴生津、润肺清心的功效。适用于治疗肺燥咳嗽、心烦、失眠等症。

2. 麦冬粥

（1）原料：麦冬20克，大枣3枚，鲜百合15克，粳米100克，冰糖适量。

（2）做法：将麦冬洗净，加水煎熬取汁，待粥煮至五成熟时，加入麦冬汁、大枣再煮至粥熟，加入鲜百合煮数分钟，依据个人喜好加入适量冰糖，待冰糖化开即可关火食用。

（3）功效：润肺止咳，益胃生津。

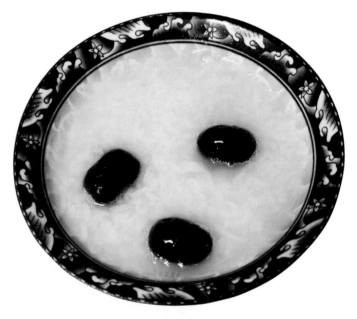

麦冬粥

【附注】浙麦冬和川麦冬的植物来源相同，但产地和生长年限不同。川麦冬生长年限为1年，浙麦冬生长年限为3年。

石斛（附：铁皮石斛）

石斛是兰科石斛属多年生草本植物的总称，兼具观赏价值和药用价值。石斛属植物约1500种，其中具有药用价值的有50余种。石斛虽然品种繁多，但形态都是下粗上细，形似斛状，又因其"丛生石上"，故名石斛。2020年版《中华人民共和国药典》收录了石斛和铁皮石斛。由于生态破坏与过度开采，野生铁皮石斛已濒临灭绝，1987年国务院将其列为国家重点保护植物。石斛性寒，味甘淡、微咸，归胃、肾、肺经，有生津益胃、滋阴清热、润肺益肾、明目强腰之功效。

【来源】本品为兰科植物金钗石斛*Dendrobium nobile* Lindl.、霍山石斛*Dendrobium huoshanense* C. Z. Tang et S. J. Cheng、鼓槌石斛*Dendrobium chrysotoxum* Lindl.或流苏石斛*Dendrobium fimbriatum* Hook.的栽培品及其同属植物近似种的新鲜或干燥茎。

【产地】主产于广西、贵州、广东、云南、安徽等地。

【采收与加工】全年均可采收。鲜用者除去根和泥沙；干用者采收后，除去杂质，用开水略烫或烘软，再边搓边烘晒至叶鞘搓净，干燥。霍山石斛于11月至翌年3月采收，除去叶、根须及泥沙等杂质，洗净，鲜用；或加热除去叶鞘制成干条；或边加热边扭成螺旋状或弹簧状，干燥，称霍山石斛枫斗。

【分类】石斛按加工方法可分为鲜石斛和干石斛，按基源可分为金钗石斛、霍山石斛、鼓槌石斛、流苏石斛等。

【性状】

鲜石斛　本品呈圆柱形或扁圆柱形，长约30厘米，直径0.4～1.2厘米。表面呈黄绿色，光滑或有纵纹，节明显，色较深，节上有膜质叶鞘。肉质多汁，易折断。气微，味微苦而回甜，嚼之有黏性。

金钗石斛　本品呈扁圆柱形，长20～40厘米，直径0.4～0.6厘米，节间长

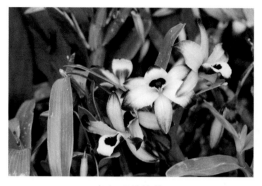

金钗石斛植物

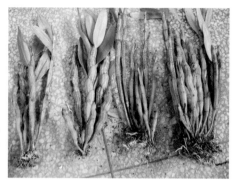

金钗石斛鲜品

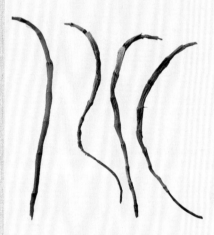

金钗石斛药材

2.5～3厘米。表面呈金黄色或黄中带绿色，有深纵沟。质硬而脆，断面较平坦而疏松。气微，味苦。

霍山石斛　干条呈直条状或不规则弯曲形，长2～8厘米，直径1～4毫米。表面呈淡黄绿色至黄绿色，偶有黄褐色斑块，有细纵纹，节明显，节上有的可见残留的灰白色膜质叶鞘；一端可见茎基部残留的短须根或须根痕，另一端为茎尖，较细。质硬而脆，易折断，断面平坦，呈灰黄色至灰绿色，略呈角质状。气微，味淡，嚼之有黏性。鲜品稍肥大。肉质，易折断，断面呈淡黄绿色至深绿色。气微，味淡，嚼之有黏性且少有渣。枫斗呈螺旋形或弹簧状，通常为2～5道旋纹，茎拉直后性状同干条。

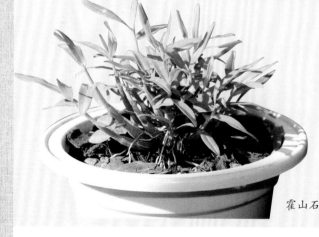

霍山石斛植物

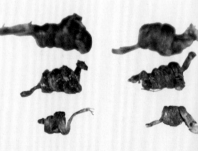

霍山石斛枫斗

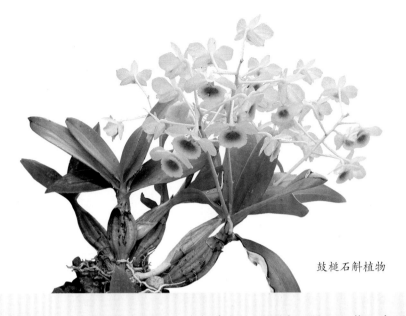

鼓槌石斛植物

　　鼓槌石斛　本品呈粗纺锤形，中部直径1～3厘米，具3～7节。表面光滑，呈金黄色，有明显凸起的棱。质轻而松脆，断面呈海绵状。气微，味淡，嚼之有黏性。

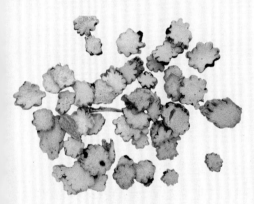

鼓槌石斛饮片

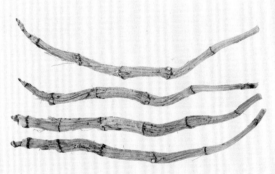

鼓槌石斛药材

　　流苏石斛　本品呈长圆柱形，长20～150厘米，直径0.4～1.2厘米，节明显，节间长2～6厘米。表面呈黄色至暗黄色，有深纵槽。质疏松，断面平坦或呈纤维性。味淡或微苦，嚼之有黏性。

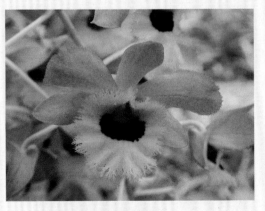

流苏石斛植物

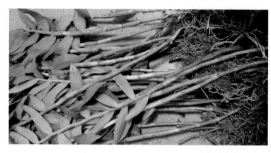

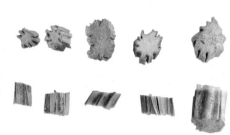

流苏石斛鲜品　　　　　　　　　　流苏石斛饮片

【常见伪品】

（1）由兰科植物石豆兰（岩珠）*Bulbophyllum* spp.加工后冒充。

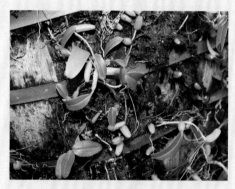

石豆兰植物

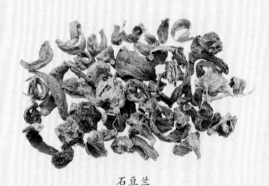

石豆兰

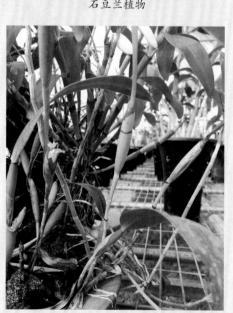

有瓜石斛植物

（2）由兰科植物流苏金石斛*Flickingeria fimbriata* (Bl.) Hawkes带假鳞茎（有瓜石斛）加工后冒充。该品茎呈圆柱形，表面金黄色、有光泽。假鳞茎呈扁的纺锤形。体轻，质松，断面呈纤维性，浅白色。气微，味淡。

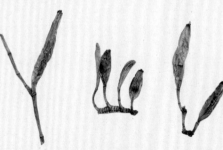

有瓜石斛药材

【鉴别经验】

（1）金钗石斛呈扁圆柱形，味苦。鼓槌石斛是粗纺锤形，味淡，嚼之有黏性。流苏石斛呈长圆柱形，表面有深纵槽，断面呈齿轮状，味淡或味苦，嚼之有黏性。

（2）霍山石斛呈细长圆柱形，表面呈黄绿色，断面略呈角质，味淡，嚼之有明显黏性。霍山枫斗，一头大一头小，呈螺旋形，一端有短须根或须根痕，另一端为茎尖，习称"龙头凤尾"。

（3）鲜石斛以青绿色、肥满多汁、嚼之发黏者为佳。干石斛以色金黄、有光泽、质柔韧者为佳。霍山石斛价格昂贵，以黄绿色、质硬脆、嚼之黏性强者为佳。

附：铁皮石斛

【来源】本品为兰科植物铁皮石斛*Dendrobium officinale* Kimura et Migo的干燥茎。

【产地】本品产于浙江、安徽、云南等地。

【采收与加工】于11月至翌年3月采收。除去杂质，剪去部分须根，边加热边扭成螺旋形或弹簧状，烘干，称铁皮石斛枫斗，习称"铁皮枫斗"（耳环石斛）；或切成段，干燥或低温烘干，为铁皮石斛条，习称"铁皮石斛"。

【性状】

铁皮石斛枫斗　本品呈螺旋形或弹簧状，通常为2～6道旋纹，茎拉直后长3.5～8厘米，直径0.2～0.4厘米。表面呈黄绿色或略带金黄色，有细纵皱纹，节明显，节上有时可见残留的灰白色叶鞘；一端可见茎基部留下的短须根。质坚实，易折断，断面平坦，呈灰白色至灰绿色，略呈角质状。气微，味淡，嚼之有黏性。

铁皮石斛条　本品呈圆柱形的段，长短不等。

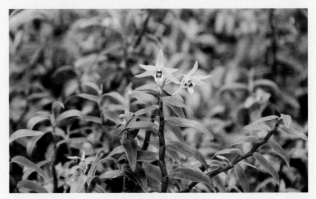

铁皮石斛植物

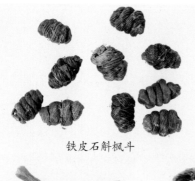

铁皮石斛枫斗

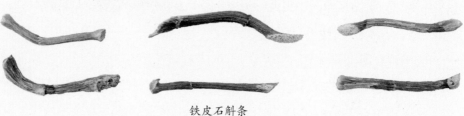

铁皮石斛条

【鉴别经验】

（1）铁皮石斛枫斗呈螺旋形或圆柱形的段。表面有明显的细纵皱纹，在节下方常有紫黑色斑纹，叶鞘常有紫色斑点，断面略呈角质状，嚼之有明显黏性。

（2）由于紫皮石斛枫斗与铁皮石斛枫斗形状相似，价格较低，市场上常有用紫皮石斛枫斗冒充铁皮石斛枫斗的现象，应注意区别。

（3）铁皮石斛条以条粗大、黄绿色、质硬脆、嚼之黏性强者为佳。

【储藏】置通风干燥处，防潮，防蛀。

【功效与主治】《神农本草经》记载石斛"主伤中，除痹，下气，补五脏虚劳羸瘦，强阴。久服厚肠胃，轻身延年"。《本草再新》言石斛"理胃气，清胃火，除心中烦渴，疗肾经虚热，安神定惊，解盗汗，能散暑"。《本草纲目拾遗》述石斛"清胃除虚热，生津，已劳损，以之代茶，开胃健脾，功同参芪。定惊疗风，能镇涎痰。解暑，甘芳降气"。近现代中医认为石斛味甘，性微寒，归胃、肾经，有益胃生津、滋阴清热功效，主治胃阴虚证、热病伤津证、肾阴虚证等。

现代研究发现石斛能促进胃液的分泌而助消化，使其蠕动亢进而通便；有一定的镇痛解热作用；有抗衰老的功效；能增强人体的免疫力；有较强的抗肿瘤活性；对半乳糖性白内障有延缓和治疗作用；有降糖作用，可以增加胰岛素分泌，改善胰岛素抵抗。

【用法与用量】煎服，6～12克；鲜品可用15～30克。

【使用注意】温热病早期阴未伤者、湿温病未化燥者、脾胃虚寒者均禁用。

【食疗】

1. 石斛龙眼大枣糖水

（1）原料：石斛10克，龙眼肉20克，大枣20克，生姜10克，冰糖（或红糖）10克。

（2）做法：①石斛冲洗干净，提前浸泡约1小时，浸泡的水留用。②生姜切片，龙眼肉和大枣冲洗干净。③将生姜和石斛放入滤茶器中，龙眼肉和大枣放入壶中。④加入泡石斛的水，若水不够加清水至1升，烧开后转为小火煮约1小时。⑤加入冰糖，闷约10分钟，搅匀即可。

（3）功效：具有生津止渴、滋阴润肺、健脾和胃的功效。可用于治疗气血不足、大便溏稀、四肢无力、心悸、失眠、多梦、食少干呕、口干、口臭、心慌、目赤肿痛、腰膝酸软、目眩、阳痿、遗精、滑精等症状。

2. 石斛西洋参鸭汤

（1）原料：石斛3～5克，鸭腿2只，西洋参5克，枸杞子5克，生姜1小块，柠檬水适量。

（2）做法：①生姜用刀拍一下，石斛需用清水预先浸泡，其余材料用清水略为冲洗。②鸭腿用柠檬水氽一下去味，氽水后捞起，用清水冲洗，沥干。③所有材料放入砂锅，加入1500毫升清水，小火熬上2小时即可。

（3）功效：健脾利水，益气养阴。适用于治疗脾胃气虚引起的食欲不振、肢体乏力或胃阴不足引起的舌干口渴、虚热不退等。

【附注】石斛是一种多来源药材，除了药典收载品种和铁皮石斛外，还有多种地方习用品，各地可根据地方习惯使用。

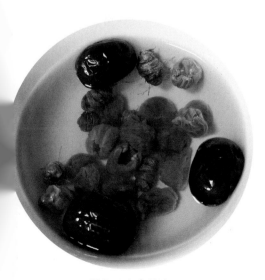
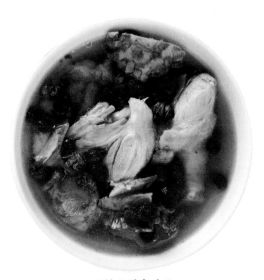

石斛龙眼大枣糖水　　　　　　　　　石斛西洋参鸭汤

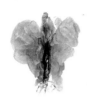

哈蟆油

　　哈蟆油，又称"雪哈"，学名叫东北林蛙油，是蛙科动物中国林蛙雌蛙的干燥输卵管，是一种名贵的滋补药品。清朝时，哈蟆油位列清代"参翅八珍"（参、翅、骨、肚、窝、掌、蟆、筋）之一，是上等宫廷贡品。哈蟆油味甘、咸，性平，归肺、肾经，具有补肾益精、养阴润肺的功效。可用于治疗肾虚精髓不足，眩晕耳鸣，健忘；病后或产后体虚气弱，多汗；阴虚肺燥，咳嗽咯血；等等。

　　【来源】本品为蛙科动物中国林蛙*Rana chensinensis* David雌蛙的干燥输卵管。

　　【产地】本品主要分布于吉林、黑龙江、辽宁等地。

　　【采收与加工】采制后干燥。

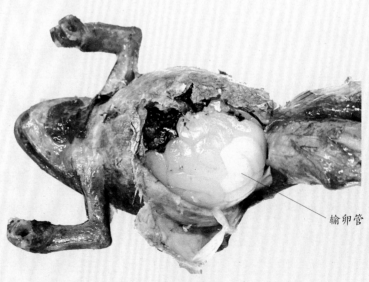

输卵管

中国林蛙的输卵管

【性状】本品为不规则块状，弯曲而重叠，长1.5～2厘米，厚1.5～5毫米；表面呈黄白色至淡黄棕色，显脂肪样光泽，偶有带灰白色薄膜状干衣；摸之有滑腻感；气腥，味微甘，嚼之有黏滑感；用温水泡发后体积可膨大10～15倍。

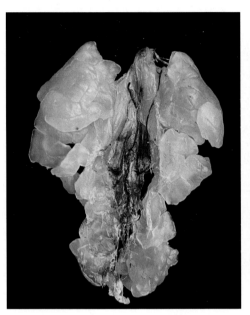

哈蟆油（正面）

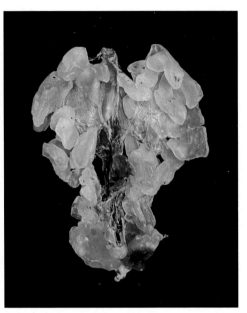

哈蟆油（反面）

【常见混淆品与伪劣品】

黑龙江林蛙油　本品是黑龙江林蛙*Rana amurensis* Boulenger雌蛙的输卵管，外形与正品相似，经常混同入药。

蟾蜍油　本品为中华大蟾蜍*Bufo gargarizans* Cantor和黑眶蟾蜍*Bufo melanostictus* Schneider的输卵管。形状似鸡肠或盘卷成串，两端粗细不同，粗端扁宽，细端中间扁或不扁。表面呈淡黄色或褐色，无脂肪样光泽，手摸无滑腻感。遇水膨胀3～7倍。味微苦。

黑斑蛙输卵管　本品为蛙科动物黑斑蛙*Rana nigromaculata* Hallowell的输卵管。表面呈黄白色，具脂肪样光泽，手摸滑腻感较弱。气微腥，味微辛。水试膨胀约10倍。

鳕鱼科明太鱼的精巢　本品为明太鱼*Theragra chalcogrmma* (Pallas) 的精巢。

本品呈不规则块状连接体，长2~3厘米，厚1.8~4厘米，有的碎块一侧带有绿黑干皮，表面呈黄白色，脂肪样；质硬而脆，水浸膨大0.5~1倍，气腥。

马铃薯或番薯仿制　本品呈不规则扁块状，大小不一，边缘有刀切痕。表面呈灰白色或黄色，半透明，角质样。气微味淡。水泡后捏之易松散。

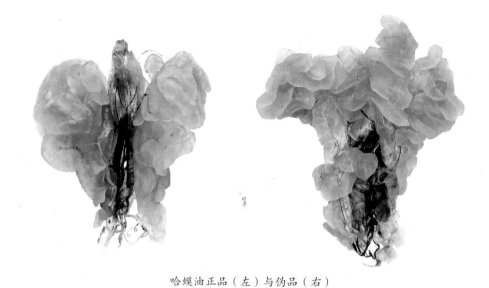

哈蟆油正品（左）与伪品（右）

【鉴别经验】正品的上下左右均呈弯曲重叠样。除外观差异外，水试是鉴别哈蟆油真假的重点，正品遇水膨胀可达10~15倍，伪品膨胀度小。哈蟆油以块大、肥厚、有光泽、无皮膜、质干者为优。

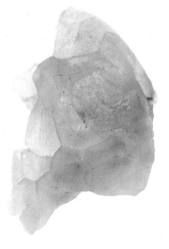

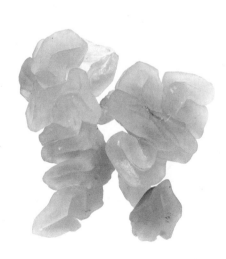

正品哈蟆油（0.76克）浸泡前　　　　伪品哈蟆油（0.76克）浸泡前

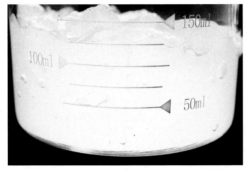
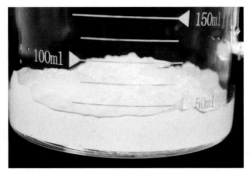

正品哈蟆油（0.76克）浸泡24小时后　　　伪品哈蟆油（0.76克）浸泡24小时后

【储藏】置通风干燥处，防潮，防蛀。

【功效与主治】《神农本草经》记载哈蟆油"主邪气，破癥坚血，痈肿阴疮，服之不患热病"。《中国药物学》记载："哈蟆油润肺、生津，医疗应用为滋养强壮剂……为身体衰弱之补品。"《中药志》言："哈蟆油补虚、退热，治体虚精力不足。"近现代中医认为哈蟆油味甘、咸，性平，归肺、肾经，有补肾益精、润肺养阴功效，主治病后和产后虚弱、咳嗽吐血、盗汗。

现代医学证明哈蟆油可抗疲劳、增强机体免疫力、提高机体耐力及抗应激能力、镇静、抗焦虑、提高脑组织细胞的供氧及利用氧能力、增强性功能、降血脂、增强机体抗氧化能力、延缓衰老、辅助抗癌、增加白细胞、调节体内激素平衡、滋阴养颜、美白皮肤。

【用法与用量】煎服，3～10克，或入丸、散。

【使用注意】外感初起及纳少便溏者慎服。

【食疗】

1. 雪哈膏

（1）原料：木瓜1个，哈蟆油（雪哈）3克，牛奶1袋，冰糖1小块。

（2）做法：①哈蟆油（雪哈）用温水浸一夜，挑去杂质，放入开水中稍煮片刻（可加入姜片），沥干水分。②将木瓜洗净切开，加入哈蟆油（雪哈）和冰糖，盖上切开的木瓜，用牙签固定，锅内放水烧开，中火隔水炖90分钟，然后将牛奶加入再炖5分钟即可。

（3）功效：哈蟆油（雪哈）味甘咸，性平和，具有补肾益精、养阴润肺的功效，对于身体虚弱、病后失调、神疲乏力、精神不足、心悸失眠、盗汗不止、痨嗽咳血等有特效。

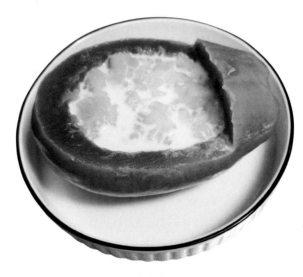

雪哈膏

2. 雪哈养颜汤

（1）原料：哈蟆油（雪哈）3克，南杏仁20克，干百合20克，枸杞子20克，大枣6枚，干龙眼肉20克，冰糖适量。

（2）做法：①将哈蟆油（雪哈）洗干净，用水浸泡5小时，去掉黑色筋膜，用热水煮滚2分钟，捞起，再用清水冲洗干净待用。②锅内放入处理好的南杏仁、大枣、干龙眼肉、干百合、枸杞子，加适量水煮30分钟后，加入处理好的哈蟆油（雪哈）、冰糖继续加热3分钟即可。

（3）功效：美容养颜。

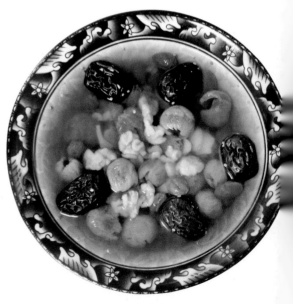

雪哈养颜汤

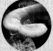

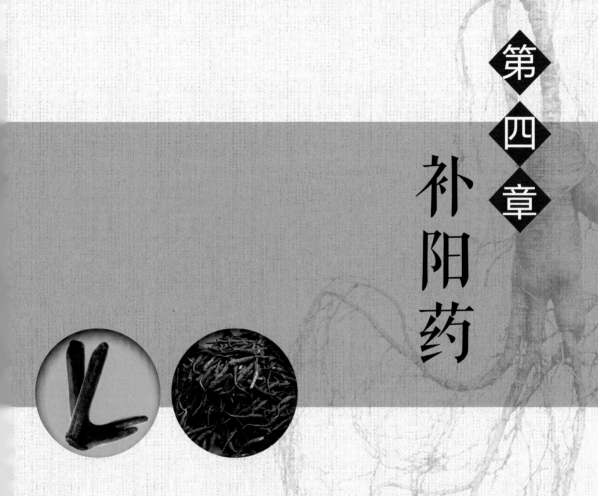

第四章

补阳药

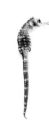

海马

海马非马，其实是一种小型海洋动物，属于硬骨鱼类。海马身长5~30厘米，因头部弯曲、与体近直角且呈马头状而得名，它外观奇特，头部像马，尾巴像猴，眼睛像变色龙且可以各自独立活动，另外还有一个长鼻子，身体则像有棱有角的木雕。海马是一种比较名贵的中药材，有很高的药用价值，入药使用由来已久，明朝李时珍的《本草纲目》载海马"暖水脏，壮阳道，消瘕块，治疗疮肿毒"。海马可补肾壮阳，调气活血，治阳痿、遗尿、虚喘、难产、癥积、疗疮肿毒等。现代药理研究表明海马具有性激素样作用及延缓衰老、促进免疫功能、抗血栓、抗疲劳、抗肿瘤作用。

【来源】本品为海龙科动物线纹海马*Hippocampus kelloggi* Jordan et Snyder、刺海马*Hippocampus histrix* Kaup、大海马*Hippocampus kuda* Bleeker、三斑海马*Hippocampus trimaculatus* Leach或小海马（海蛆）*Hippocampus japonicus* Kaup的干燥体。

【产地】本品主要分布于广东、福建、台湾等沿海地区。

【采收与加工】夏秋二季捕捞，洗净，晒干；或除去皮膜和内脏，晒干。

【分类】

1. 按种类

海马可分为大海马、中海马、小海马（海蛆）。

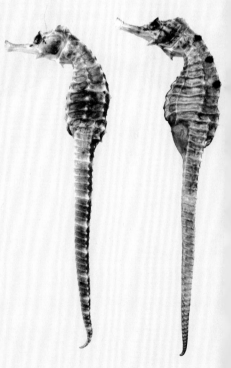

三斑海马（左母，右公）

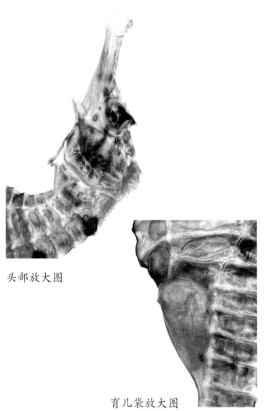

头部放大图

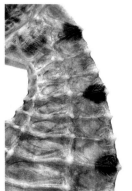

三斑放大图

育儿袋放大图

尾部放大图

2. 按性别

海马可分为公海马、母海马。

【性状】

线纹海马　本品呈扁长形而弯曲，体长约30厘米；表面呈黄白色；头部略似马头，有冠状突起，具管状长吻，口小，无牙，两眼深陷；躯干部七棱形；尾部四棱形，渐细、卷曲，体上有瓦楞形的节纹并具短棘，习称"马头、蛇尾、瓦楞身"。体轻，骨质坚硬。气微腥，味微咸。

刺海马　体长15～20厘米。头部及体上环节间的棘细而尖。

大海马　体长20～30厘米。黑褐色。

三斑海马　体长10～16厘米。体侧背部第1、第4、第7节的短棘基部各有1块黑斑。

小海马（海蛆）　体形小，长7～10厘米。黑褐色。节纹及短棘均较细小。

【常见伪劣品】

冠海马　本品为海龙科动物冠海马H. coronatus Temminck et Schlegel除去内脏的干燥体。体长5～10厘米；头冠特别高，约等于吻长，头冠顶端有4个小突起；

背鳍短；全体呈淡褐色。

增重海马　在海马腹腔或育儿囊内注入水泥、石蜡等异物，以增加体重。

【鉴别经验】

（1）海马品质以线纹海马、大海马较好，次为三斑海马、刺海马，而小海马则属价廉质逊之品。

（2）选购海马时要特别留意是否有增重。

【储藏】置阴凉干燥处，防潮，防蛀。

【功效与主治】《本草新编》记载海马"入肾经命门，专善兴阳，功不亚于海狗，人未知也。更善堕胎，故能催生"。《本经逢原》言其"阳虚房术多用之，可代蛤蚧之功也"。《药材学》谓海马"温通任脉，用于喘息及久喘"。近现代中医认为海马味甘，性温，归肝、肾经，有补肾壮阳、调气活血功效，治阳痿、遗尿、肾虚作喘、难产、癥积、疔疮肿毒等。

现代药理研究表明海马具有性激素样作用及延缓衰老等作用。

【用法与用量】内服，煎汤3～9克；外用适量，研末敷患处。

【使用注意】孕妇及阴虚火旺者忌服。

【食疗】

1. 海马童子鸡汤

（1）原料：海马10克，童子鸡350克，虾仁20克，姜10克，盐5克，鸡精

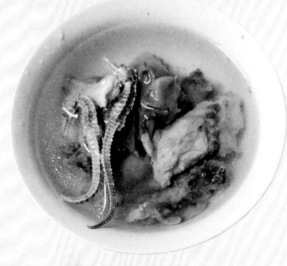

海马童子鸡汤

3克，糖1克，胡椒粉3克。

（2）做法：①将童子鸡斩块氽水，虾仁、海马洗净，姜切片待用。②取净锅上火，放入清水、姜片、虾仁、童子鸡、海马，大火烧开转小火煲45分钟，放入盐、鸡精、糖、胡椒粉调味即可。

（3）功效：海马具有壮阳之功效。童子鸡营养丰富，长期食用可改善人体营养不良的状况，增强人体免疫力。

2. 海马粥

（1）原料：海马10克，鲜虾仁50克，鸡肉50克，大米200克，小米100克，料酒20克，葱姜汁20克，精盐3克，鸡精3克，胡椒粉0.5克，湿淀粉4克。

（2）做法：①鲜虾仁洗净，鸡肉切成丁，与鲜虾仁分别用料酒和葱姜汁各5克、精盐0.5克、湿淀粉2克拌匀入味上浆。②锅内放入清水，下海马烧开，煮10分钟左右。下淘洗干净的大米烧开，煮至五成熟，下淘洗干净的小米搅匀烧开，下鸡丁烧开，煮至鸡丁变色；加入余下的料酒、葱姜汁、精盐煮至熟烂；下鲜虾仁、鸡精搅匀烧开，煮至粥浓，加胡椒粉略煮，出锅盛入汤碗即可。

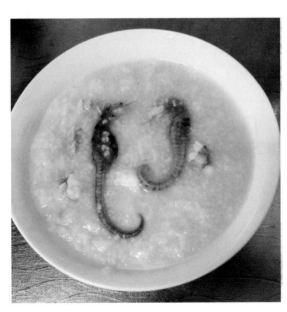

海马粥

（3）功效：海马味甘、咸，性温，入肝、肾经，可补肾壮阳、散结消肿、养血益精，适用于治疗肾阳虚所致阳痿、遗精、女子宫冷、白带量多等。

冬虫夏草

　　冬虫夏草，又名中华虫草，是传统的名贵中药材，其形成过程堪称神奇。清代吴仪洛的《本草从新》中记载："冬虫夏草……冬在土中，身活如老蚕，有毛能动，至夏则毛出土上，连身俱化为草。"《聊斋志异外集》中也有诗称赞："冬虫夏草名符实，变化生成一气通。一物竟能兼动植，世间物理信难穷。"其具体生长过程如下：每年盛夏，在川藏等地的高原草甸上，成年蝙蝠蛾所产虫卵经孵化变成小虫钻进土壤并吸食植物根茎的营养。土层里有一种球形的冬虫夏草菌子囊孢子，可侵袭蝙蝠蛾幼虫并在幼虫体内生长，幼虫最终头朝上、尾朝下死去，虫体变成了一个充溢菌丝的躯壳，埋藏在土层里，这就是"冬虫"。经过一个冬天，到第二年春夏季，菌丝又开始生长，从死去幼虫的口或头部长出一根紫红色的小草，高2～5厘米，顶端有菠萝状的囊壳，这就是"夏草"。幼虫躯壳与长出的小草共同组成了一根完好的"冬虫夏草"。虽然汉文医籍记载的虫草历史不长（仅有约270年），但其应用的历史很长，约1300年前的藏医药文献已记载冬虫夏草可治疗肺部疾病。冬虫夏草补虚损，益精气，止咳化痰。临床上多用于治痰饮喘嗽，虚喘，痨嗽，咯血，自汗盗汗，阳痿遗精，腰膝酸痛，病后久虚不复。

【来源】本品为麦角菌科真菌冬虫夏草菌*Cordyceps sinensis* (Berk.) Sacc.寄生在蝙蝠蛾科昆虫幼虫上的子座和幼虫尸体的干燥复合体。

【产地】主要分布于西藏、青海、四川、云南等地。

【采收与加工】夏初子座出土、孢子未发散时采挖。刷去表面纤维状的附着物及泥土杂质后，晒干或低温干燥。

【分类】

1. 按产地

冬虫夏草可分为藏草、青海草、川草。其中西藏那曲、青海玉树、青海果洛

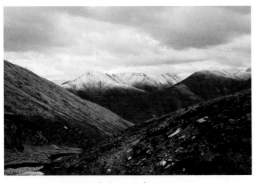
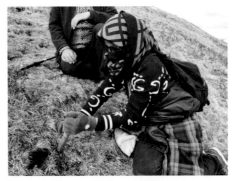

冬虫夏草产区（青海果洛）　　　　　采挖冬虫夏草

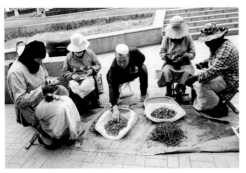
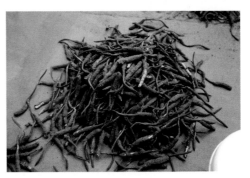

人工刷冬虫夏草　　　　　　　　　鲜冬虫夏草

被认为是优质冬虫夏草的主要产地。

2. 按每公斤条数

冬虫夏草有2000条、2500条、3000条、3500条、4000条、5000条等规格。

【性状】虫体似蚕，表面呈深黄色至黄棕色，有环纹20～30道，近头部的环纹较细，颜色较浅，其他部位的环纹大多呈现"三细一粗"的纹理；头部红棕色，大部分被草头包住；足8对，中间4对较明显；质脆，易折断，断面略平坦，呈淡黄白色。子座呈细长，为圆柱形，表面呈深棕色至

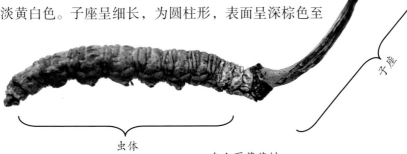

虫体　　　　　　　　　　　子座

冬虫夏草药材

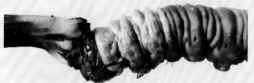

靠近虫头部分颜色较浅

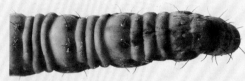

虫体上"三细一粗"的纹理

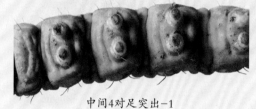

中间4对足突出-1

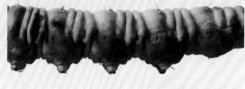

中间4对足突出-2

鲜冬虫夏草局部放大图

棕褐色，有细纵皱纹，上部稍膨大；质柔韧，断面类白色。气微腥，味微苦。

【常见混淆品与伪劣品】冬虫夏草为虫和真菌的结合体，但世界上虫和真菌的结合体并非只有冬虫夏草一种，其他虫和真菌的结合体就是常见的混淆品。另外，还有用淀粉经模型压制染色而成的伪品等。冬虫夏草的正品与混淆品的来源比较见表1。

表1　冬虫夏草的正品与混淆品的来源比较

名称	冬虫夏草	亚香棒虫草	新疆虫草	凉山虫草	虫草花
宿主	冬虫夏草菌 *Cordyceps sinensis*	霍克斯虫真菌 *C. hawkesii*	新疆虫草菌 *C. grsacilis*	凉山虫草菌 *C. liangshanensis*	蛹草菌 *C. militaris*
寄主	蝙蝠蛾科幼虫	鳞翅目幼虫	鳞翅目幼虫	鳞翅目幼虫	无

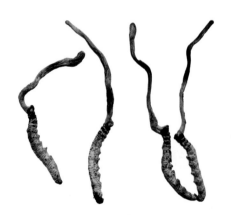

亚香棒虫草

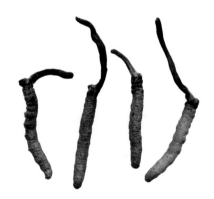

亚香棒虫草（染色）

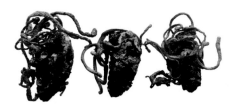

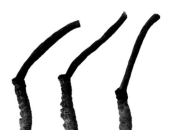

凉山虫草

蛹虫草

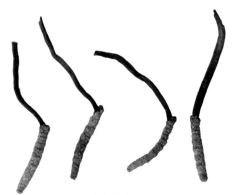

伪造虫草1（模具制作）

伪造虫草2

【鉴别经验】

（1）冬虫夏草与其他混淆品虫草的主要区别在于虫头颜色、虫体上的环纹（三细一粗）是否清晰、四对足的突出情况、子座的形态及不孕端的有无、气味等。染色后的亚香棒虫草常混入正品中，需留意。

（2）需留意冬虫夏草增重问题，需仔细观察冬虫夏草内部是否有竹签或其他异物、冬虫夏草上是否有粘胶等，另外口尝味道若异常也需要留意是否增重。

（3）市场流通的冬虫夏草采收期不一，有头期草、中期草和末期草。头期草即子座刚从土中冒出的冬虫夏草，品质优；末期草即子座进入成熟期，子囊孢子已经成熟的冬虫夏草，品质较差；中期草质量介于头期草和末期草之间。

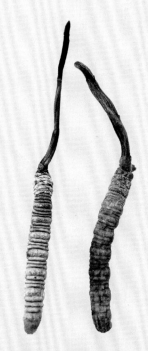

冬虫夏草正品（左）和伪品（右）

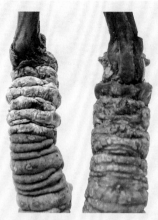
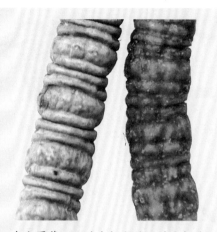
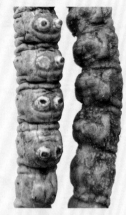

冬虫夏草正品（左）和伪品（右）局部放大图-1　　冬虫夏草正品（左）和伪品（右）局部放大图-2　　冬虫夏草正品（左）和伪品（右）局部放大图-3

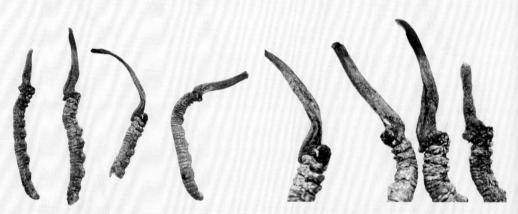

增重冬虫夏草　　　　　　　　　　　　增重冬虫夏草（子座放大）

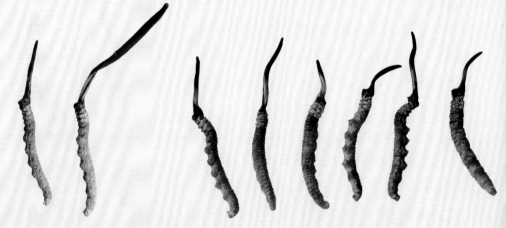

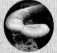

冬虫夏草的头期草（左）与末期草（右）　　　　　那曲虫草（头期草）

（4）一般认为高海拔草优于低海拔草，以虫体饱满、色泽黄亮、子座短、气味浓郁者为佳。

【储藏】鲜冬虫夏草及时放入冰箱冷冻，尽快服用；干冬虫夏草放入冰箱冷藏或冷冻。

【功效与主治】《本草从新》记载冬虫夏草"保肺益肾，止血化痰，已劳嗽"。《药性考》言其"秘精益气，专补命门"。近现代中医认为冬虫夏草味甘，性温，归肺、肾经，有补肾益肺、止血化痰功效，主治痰饮喘嗽、虚喘、劳嗽、咯血、自汗盗汗、阳痿遗精、腰膝酸痛、病后久虚不复等。

药理研究表明冬虫夏草对中枢神经系统有镇静、抗惊厥、降温等作用，对体液免疫功能有增强作用，冬虫夏草的水或醇提取物可明显抑制小白鼠肉瘤等肿瘤的成长，冬虫夏草菌发酵液可对抗家兔心肌缺血的ST段改变，冬虫夏草菌对大鼠应激性心梗也有一定的保护作用，冬虫夏草水提液对大鼠急性肾衰有明显的保护作用。

【用法与用量】煎服，5～15克；也可入丸、散。

【使用注意】有表邪者慎用。

【食疗】

1. 虫草老鸭汤

（1）原料：冬虫夏草3～5克，老鸭半只，姜片、葱段、料酒适量。

（2）做法：①用清水洗净冬虫夏草的泥沙，备用。②老鸭洗净，切块，倒

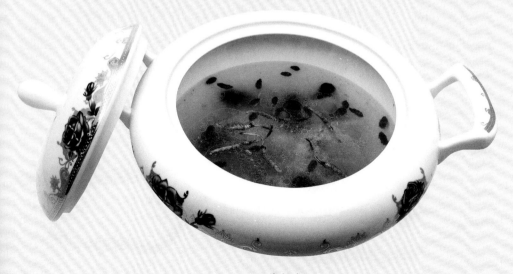

虫草老鸭汤

入适量料酒拌匀、去味，放入沸水中，焯水，捞出用凉水冲净。③炖锅内放入姜片、葱段，烧开，下老鸭块和冬虫夏草。④再次把水烧开，改小火慢熬，熬至熟透即可。

（3）功效：补肺肾，益精髓，止咳嗽。适用于肺气虚或肺肾两虚之喘咳、自汗、阳痿、遗精、病后虚弱、神疲食少等。

2. 虫草鲍鱼汤

（1）原料：鲍鱼2只，清鸡汤1.5碗，冬菇20克，冬虫夏草1～2克，生姜适量。

（2）做法：①将鲍鱼去掉杂质，洗净，表面剞上十字花刀，生姜切片，冬菇、冬虫夏草用温水浸泡后洗净。②将所用材料置于炖盅，加入清鸡汤，炖盅加盖，隔水炖之。待锅内水开后，先用中火炖1小时，然后再用小火炖2小时。③炖好后，取出药渣，加入适量调味料便可食用。

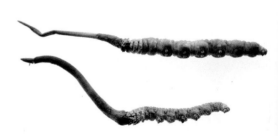

虫草鲍鱼汤

（3）功效：有滋补气血、润肺养颜、补肺益肾、养血益肝的作用。

【附注】

（1）冬虫夏草的虫体上一般只长1条子座，个别虫草会长2条。

（2）目前，冬虫夏草的人工培育技术已经成熟，下图为人工培育冬虫夏草。此类虫草子座较细，子座基部常包不住虫头，另外因采用冻干干燥法，质地也会较野生虫草更加轻泡，气味较淡。

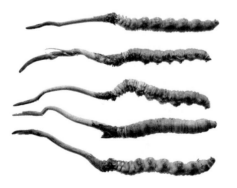

人工培育冬虫夏草

人工培育冬虫夏草（上）与野生冬虫夏草（下）

鹿茸

鹿是我国传统的名贵药用动物，"鹿身百宝"，《本草纲目》记载鹿茸、鹿角、鹿角胶、鹿角霜、鹿血、鹿脑、鹿尾、鹿肾、鹿筋、鹿脂、鹿肉、鹿头肉、鹿骨、鹿齿、鹿髓等都可入药，有极高的药用价值和保健功效。而其中鹿的初生幼角——鹿茸更是被视作"宝中之宝"。鹿茸，是指梅花鹿或马鹿的雄鹿未骨化而带茸毛的幼角，古代医家认为，鹿之精气全在于角，而茸为角之嫩芽，气全而未发泄，故补阳益血之力最盛，是我国民间习用的传统名贵中药材。明代李时珍在《本草纲目》中称鹿茸善于补肾壮阳，生精益血，补髓健骨。

【来源】本品为鹿科动物梅花鹿*Cervus nippon* Temminck和马鹿*Cervus elaphus* L.的雄鹿未骨化、密生鹿毛的幼角。

【产地】主产于东北、新疆、内蒙古、青海、河北等地区。

【采收与加工】二杠茸每年可采收两次，第一次于清明后45～50天采，为头茬茸，采后50～60天采第二次，为二茬茸。三岔茸则采一次，约在7月下旬。将鹿茸置于沸水中煮，捞出，稍凉，反复操作至积血排尽，晾干或烘干即成。

【分类】

1. 按来源

鹿茸可分为花鹿茸、马鹿茸。

2. 按锯茸形态

花鹿茸可分为"二杠""三岔"等，马鹿茸可分为"单门""莲花""三岔""四岔"等。

3. 按鹿茸切片部位

鹿茸可分为蜡片（鹿茸的顶尖部位切片）、粉片（中上部位切片）、砂片（中下部位切片）、骨片（最下部切片）等。

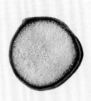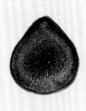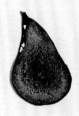

鹿茸片（从左到右分别为：蜡片、半蜡片、白粉片、红粉片、砂片）

【性状】

花鹿茸　本品外皮呈红棕色至棕色，多光润，表面密生红黄色或棕黄色细茸毛，上端较密，下端较疏。锯口呈黄白色，有蜂窝状细孔。气微腥，味微咸。具1个分枝者，习称"二杠"，体轻；具2个分支者，习称"三岔"，体较轻。

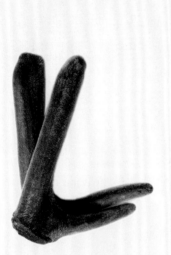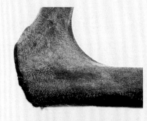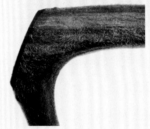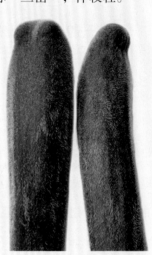

二杠茸　　　　　　　　二杠茸（局部图-1）　　　　　　　二杠茸（局部图-2）

马鹿茸　较花鹿茸粗大，外皮呈灰黑色，茸毛呈青灰色、灰褐色或灰黄色，毛粗而疏，锯口面外围有骨质。具1个侧枝者称"单门"，2个者习称"莲花"，3个者习称"三岔"，4个者习称"四岔"。马鹿茸以3~4个侧枝为主，分岔较花鹿茸多。

梅花鹿茸片为类圆形或椭圆形薄片。外皮呈红棕色或棕色，有的可见残留的茸毛。切面平坦，呈淡黄色或红棕色，中心密布细孔。

【常见混淆品】常见混淆品主要来源于鹿科非药典品种的幼角，有驯鹿茸、驼鹿茸、水鹿茸、岩鹿茸、麋鹿茸等。

驯鹿茸　本品为鹿科动物驯鹿*Rangifer tarandus* L.未骨化、密生鹿毛的幼角。该品种雌雄都有角，主要分布于俄罗斯、瑞典、挪威等地。驯鹿茸较马鹿茸粗

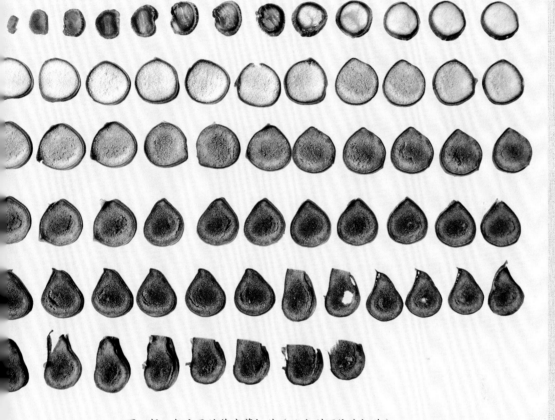

同一根二杠主干的花鹿茸切片（从上到下依次切片）

壮，分支很多。外皮呈棕色或灰黑色，毛呈灰棕色，毛厚、致密，较长而软，断面呈淡红棕色，具有蜂窝状小孔。

驼鹿茸　本品为鹿科动物驼鹿 *Alces alces* L.雄鹿未骨化、密生茸毛的幼角。驼鹿茸形粗大，外皮呈灰黑色，茸毛长厚，较粗硬，断面皮较厚，颜色较深。分出眉枝和主枝的习称"巴掌茸"，主枝分成数小杈，呈掌状，眉枝再分两小支。

水鹿茸　本品亦称黑色鹿茸，为鹿科动物水鹿 *Cervus unicolor* Kerr雄鹿未成熟的幼角。表面呈棕褐色或黑褐色，毛呈灰白色。断面外皮较厚，呈灰黑色，具蜂窝状小孔。

【常见伪劣品】

（1）用鹿皮、琼脂、蛋清、色素等加工的伪品。外形呈圆形薄片，色黄白相间，片边缘有一光滑半透明角质样外圈，无茸毛及毛有粘贴痕迹，片内蜂窝状小孔细而密，不甚明显。气微，味微甜。

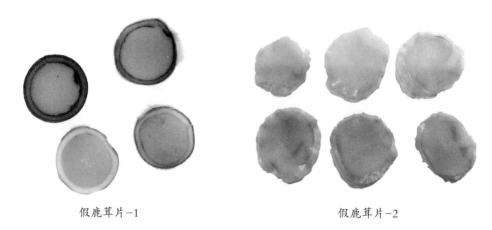

假鹿茸片-1　　　　　　　　　　　假鹿茸片-2

（2）用鹿角片和动物皮毛加工成的伪品。外皮有粘贴痕迹，断面外圈骨质化严重，蜂窝孔面窄，质重。气微，味淡。

【鉴别经验】

（1）鹿茸以茸形饱满、质嫩、体轻者为优。一般来讲，花鹿茸优于马鹿茸。花鹿茸中二杠茸优于三岔茸，头茬茸优于二茬茸。马鹿茸也是分岔越多，质量越次，马鹿茸中单门茸、莲花茸优于三岔茸、四岔茸。

（2）如何判断鹿茸的老嫩？如果表面有明显的骨钉和纵棱线、茸毛偏硬、质地偏重等，则提示鹿茸较老。

（3）鹿茸蜡片，呈浅黄棕色，切面平滑，为半透明的蜡质状，外皮无骨质。鹿茸半蜡片，断面结合了蜡片和部分粉片的特征。鹿茸粉片，颜色为白色、淡黄色或红棕色，中间有蜂窝状细孔，周围无骨质，具粉性。鹿茸砂片，中间的蜂窝状孔较粗大，周围已显骨化。鹿茸骨片，切片粗糙，大部分骨质化。鹿茸蜡片品质最优，其次是鹿茸粉片，再次是鹿茸砂片，最次是鹿茸骨片。

（4）水试，正品鹿茸片入水不变形，加热，搅拌不破碎，煮沸不变软，不糊化；伪品鹿茸片入水软化变形，加热，搅拌破碎，煮沸成糊状，有时会褪色。

【储藏】置阴凉干燥处，密闭，防蛀。

【功效与主治】《神农本草经》记载鹿茸"主漏下恶血，寒热惊痫，益气强志，生齿不老"。《名医别录》言其："疗虚劳，洒洒如疟，羸瘦，四肢酸疼，腰脊痛，小便数利，泄精，溺血，破瘀血在腹，散石淋痈肿，骨中热疽，养骨，安胎下气，杀鬼精物，久服耐老。"《本草纲目》记载鹿茸"生精补髓，养血益阳，强筋健骨。治一切虚损、耳聋、目暗、眩晕、虚痢"。近现代中医认为鹿茸味甘、咸，性温，归肾、肝经，有壮元阳、补气血、益精髓、强筋骨的功效。治虚劳羸瘦，精神倦乏，眩晕，耳聋，目暗，腰膝酸痛，阳痿，滑精；子宫虚冷，崩漏，带下。

现代研究发现鹿茸含有丰富的氨基酸、卵磷脂、维生素、微量元素等；鹿茸性温而不燥，具有振奋和提高机体功能的作用，对全身虚弱、久病之后患者，有较好的保健作用。鹿茸可以提高机体的细胞免疫和体液免疫功能，促进淋巴细胞的转化，具有免疫促进剂的作用。它能增加机体对外界的防御能力，调节体内的免疫平衡，起到强壮身体、抗衰老的作用。

【用法与用量】研末吞服，1~2克；或入丸、散。

【使用注意】服用本品宜从小量开始，缓缓增加，不可骤用大量，以免阳升风动，头晕目赤，或伤阴动血。阴虚阳亢、发热者忌服。

【食疗】

1. 鹿茸炖海参

（1）原料：鹿茸5克，海参20克，瘦肉100克，生姜3片，葱节5克，精盐适量。

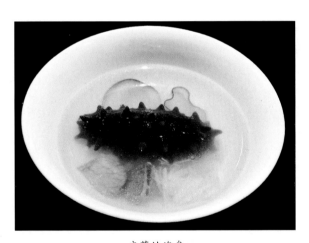

（2）做法：①将鹿茸放在锡纸上，用微火加热，刮去茸毛备用；将海参用清水泡发；将瘦肉洗净备用。②将鹿茸与海参、瘦肉一同放入炖盅内，加入生姜与葱节，隔水炖1~2小时，依据个人喜好加入适量的精盐，去葱节、生姜，即可食用。

鹿茸炖海参

（3）功效：温肾壮阳，填精益髓。

2. 红参鹿茸鸡汤

（1）原料：鸡肉120克，红参（或高丽参）10克，鹿茸3克。

（2）做法：①取鸡肉洗净，去皮，切粒；红参（或高丽参）切片。②全

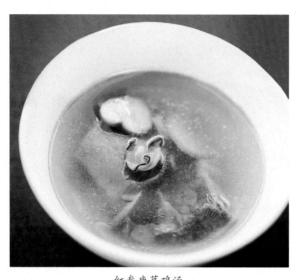

红参鹿茸鸡汤

部材料放入炖盅内，加适量开水，加盖，隔水慢火炖3小时，汤成可饮。

（3）功效：可大补元气，温壮肾阳。人参能大补元气。鹿茸可补肾阳，益精血，生精补髓，养血益阳，强筋健骨，治一切虚损、耳聋。适用于治疗大病或失血后伤及元气，或房劳过度，耗竭肾精，畏寒肢冷，不育不孕，等等。

【附注】

（1）市场上的鹿茸以鹿茸片为主。因伪劣品情况复杂，鹿茸片的鉴别难度高于鹿茸支。消费者如想买花鹿茸片，可考虑购买较易鉴别的花鹿茸整支，再切片。

（2）新西兰鹿茸片在市场上也多见，来源于新西兰马鹿，也称新西兰赤鹿。

（3）鹿角为梅花鹿或马鹿已骨化的角，与鹿茸是不同的品种，需注意。

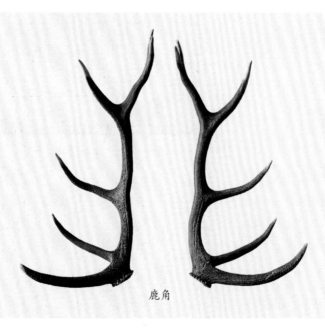

鹿角

肉苁蓉

肉苁蓉，又称"沙漠人参""大芸"，是一种寄生在沙漠植物梭梭根部的多年寄生植物，是我国西北干旱地区特有的沙生濒危药材，拥有"超旱生植物之王"的美称。《本草汇言》载："此乃平补之剂，温而不热，补而不峻，暖而不燥，滑而不泄，故有从容之名。"肉苁蓉药用历史悠久，在《神农本草经》中已被列为上品，唐代开元年间的《道藏》将其列为"九大仙草"之一。肉苁蓉甘而性温，咸而质润，补阳不燥，补阴不腻，具有温通肾阳、润肠通便的功效。

【来源】本品为列当科植物肉苁蓉*Cistanche deserticola* Y. C. Ma或管花肉苁蓉*Cistanche tubulosa* (Schenk) Wight的干燥带鳞叶的肉质茎。

【产地】主产于内蒙古、新疆、甘肃等地。以内蒙古为道地产区。

【采收与加工】春季苗刚出土时或秋季冻土之前采挖，除去茎尖，切断，晒干。

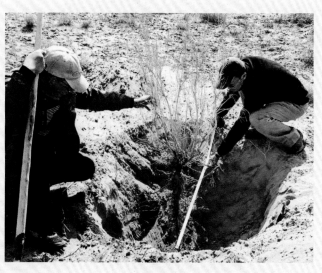

采挖肉苁蓉

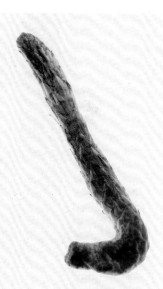

鲜肉苁蓉

【分类】

1. 按基源

可分为肉苁蓉、管花肉苁蓉。

2. 按生活环境

肉苁蓉可分为野生肉苁蓉、种植肉苁蓉。

【性状】

肉苁蓉　本品外形为扁圆柱形，稍弯曲。表面呈灰棕色或棕褐色，密被覆瓦状排列的肉质鳞叶，鳞叶先端已断或脱落后留下鳞叶痕迹。体重，坚硬，微有柔性，不易折断。断面呈棕褐色，有淡棕色维管束小点，排列成波状环纹。气微，味甜，微苦。

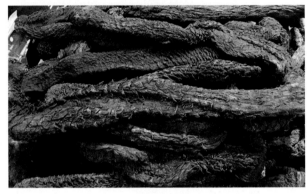

肉苁蓉药材

管花肉苁蓉　本品外形呈类纺锤形、扁纺锤形或扁柱形，稍弯曲。表面呈棕褐色至黑褐色。断面颗粒状，呈灰棕色至灰褐色，散生点状维管束。

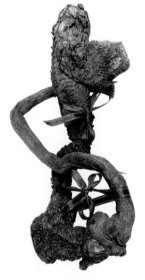

肉苁蓉与梭梭根-1

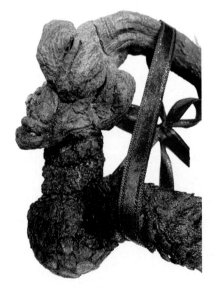

肉苁蓉与梭梭根-2

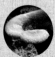

【常见伪劣品】

盐生肉苁蓉 本品为列当科植物盐生肉苁蓉*Cistanche salsa* (C. A. Mey.) G. Beck的带鳞叶片的肉质茎。肉质茎为圆柱形，较平直，直径比肉苁蓉小，表面呈棕色或灰棕色。质坚实，无柔性，断面呈黄棕色至棕褐色，中柱维管束呈深波状弯曲排列。气微，味先微甜后微苦。

沙苁蓉 本品为列当科植物沙苁蓉*Cistanche sinensis* G. Beck的带鳞叶片的肉质茎。肉质茎为圆柱形，稍扁，鳞窄短。质硬，无柔性。

草苁蓉 本品为列当科植物草苁蓉*Boschniakia rossica* (Cham. et Schltdl.) Fedtsch的干燥全草。茎单一，呈褐紫色。鳞叶多数，穗状花序。蒴果卵球形。此种主产于东北，在当地习称"不老草"。

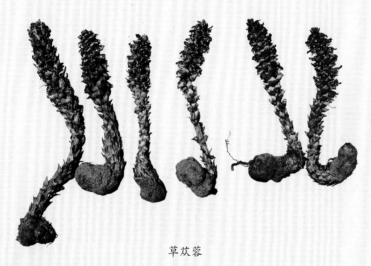

草苁蓉

【鉴别经验】

（1）肉苁蓉与管花肉苁蓉外观差别较大，前者为扁圆柱形，较长，后者为纺锤形，较短。前者断面有排列成波状环纹的小点（维管束），后者的小点（维管束）排列不规则，散在。肉苁蓉品质优，管花肉苁蓉次之。

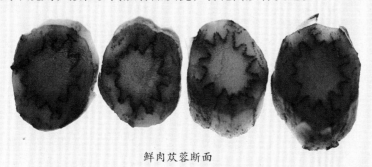

鲜肉苁蓉断面

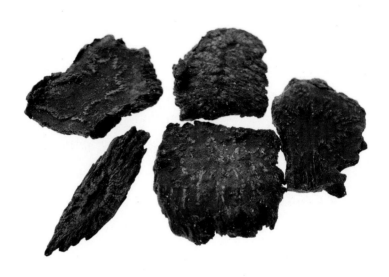

干肉苁蓉断面

（2）鉴别肉苁蓉品质时，还要考虑含盐量和水分的高低，以含盐量少、足够干燥的为优。

（3）野生肉苁蓉较粗壮，人工种植肉苁蓉较短小。

（4）肉苁蓉以条肥厚、密被鳞叶、表面呈棕褐色，质柔润者为佳。

【储藏】 置于通风、阴凉、干燥处，防蛀，防虫，防霉变。

【功效与主治】《神农本草经》记载肉苁蓉"主五劳七伤，补中，除茎中寒热痛，养五脏，强阴，益精气，多子，妇人癥瘕"。《日华子本草》言其"治男绝阳不兴，女绝阴不产，润五脏，长肌肉，暖腰膝，男子泄精，尿血，遗沥，带下阴痛"。《神农本草经疏》记载"淡白酒煮烂顿食，治老人便燥闭结"。《药性论》言其："益髓，悦颜色，延年，治女人血崩，壮阳，日御过倍大补益，主赤白下，补精败，面黑，劳伤。"近现代中医认为肉苁蓉味甘、咸，性温，归肾、大肠经，有补肾助阳、润肠通便功效。治肾阳亏虚，精血不足；男子阳痿早泄，女子宫冷不孕、带下；腰膝冷痛，萎软无力；肠燥津枯便秘。

药理研究表明肉苁蓉具有提高男性性功能、治疗女性宫寒不孕、抗氧化、抗衰老、提高免疫力、增强记忆力等功能。

【用法与用量】 煎服，10～15克。

【使用注意】 胃弱便溏，相火旺者忌服。

【食疗】

1.　肉苁蓉炖猪腰

（1）原料：猪腰1个，肉苁蓉20克，生姜片3片，料酒1汤匙，精盐、香料适量。

（2）做法：①将猪腰、肉苁蓉洗净备用。②锅内加入适量的清水，加入料酒，煮开后放入猪腰，焯出血水。③将焯好的猪腰洗净、切条。④将猪腰与肉苁蓉一同加入炖锅内，放入生姜片，加适量清水，用小火炖1小时左右，依据个人喜好加入适量的精盐与香料，即可食用，也可根据个人喜好加入其他配料。

（3）功效：温补肾阳。

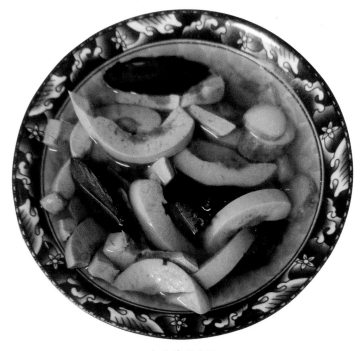

肉苁蓉炖猪腰

2.　苁蓉补阳粥

（1）原料：肉苁蓉20克，羊腿肉适量，糙米50克，小米50克，料酒、葱、生姜片、精盐适量。

（2）做法：①糙米洗净后浸泡一晚，小米洗净备用。将肉苁蓉刮去鳞，用

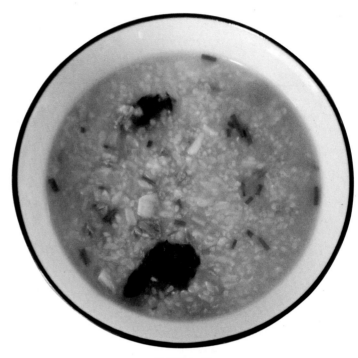

苁蓉补阳粥

料酒洗，去黑汁，切成薄片，羊腿肉洗净后切成薄片。②先取肉苁蓉加水煮沸后，放入糙米、小米煮粥约30分钟。下羊腿肉，加入生姜片，煮至粥熟，放入葱、精盐即可。

（3）功效：温补肝肾。此粥温润，补阳却不燥热，能温通肾阳、补肾虚，宜早晚空腹喝。适用于肾阳虚衰、肝血不足所致的阳痿、腰痛、头晕目暗、耳鸣等。

【附注】

（1）肉苁蓉属于寄生植物，寄生在藜科植物梭梭等植物的根上。

（2）市场中流通的还有一种是用盐加工的咸苁蓉，又称"咸大芸"。呈黑棕色，外披盐霜，质较软；断面呈黑色，显层纹。气微，味咸。

（3）锁阳与肉苁蓉功效相近，容易混淆。锁阳为锁阳科植物锁阳*Cynomorium songaricum* Rupr.的干燥肉质茎，呈圆柱形，微弯曲。表面呈棕色或棕褐色，粗糙，具明显纵沟和不规则凹陷，有的残存三角形的黑棕色鳞片。体重，质硬，难折断，断面呈浅棕色或棕褐色，有黄色三角状维管束。气微，味甘而涩。

第五章

其他药

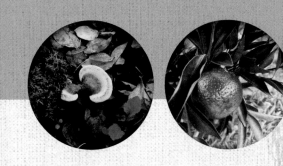

灵芝

灵芝，古时亦称"神芝""芝草""瑞草"。中国民间自古以来崇拜灵芝，认为它是吉祥、如意、富贵、长寿的象征，故历代有很多关于灵芝的故事和传说。如古书曾记载：炎帝有个小女儿，名叫"瑶姬"，瑶姬刚到出嫁之年，即"未行而卒"。她的精魂飘到"姑瑶之山"，"化为瑶草"，"实为灵芝"，"其叶胥茂，其华黄"。炎帝哀怜瑶姬早逝，便封她做巫山云雨之神。灵芝入药主要为赤芝或紫芝的干燥子实体，有补气安神、止咳平喘的功效。临床上常用于治疗眩晕不眠、心悸气短、虚劳咳喘等症。

【来源】本品为多孔菌科真菌赤芝*Ganoderma lucidum* (Leyss. ex Fr.) Karst. 或紫芝*Ganoderma sinense* Zhao, Xu et Zhang的干燥子实体。

【产地】我国各地均有分布。

【采收与加工】全年采收，除去杂质，剪除附有朽木、泥沙或培养基质的下端菌柄，阴干或在40~50℃烘干。

【分类】

1. 按基源

灵芝可分为赤芝、紫芝。

2. 按生长环境

灵芝可分为人工培植灵芝、仿野生灵芝、野生灵芝，以人工培植灵芝为主。

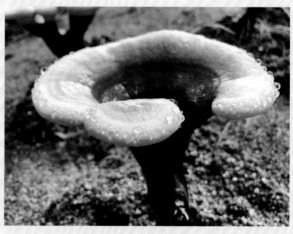

灵芝（赤芝）

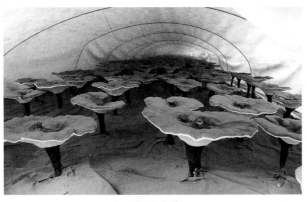

人工培植灵芝-1

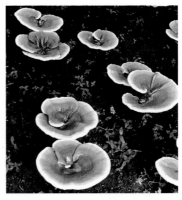

人工培植灵芝-2

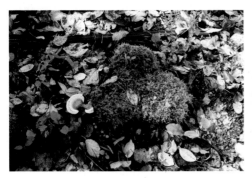

仿野生灵芝

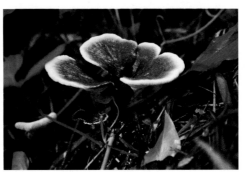

野生灵芝

【性状】

赤芝　本品外形呈伞状，菌盖肾形、半圆形或近圆形。皮壳坚硬，呈黄褐色至红褐色，有光泽，具环状棱纹和辐射状皱纹，皮壳外有时被有大量粉尘样的黄褐色孢子。菌肉呈白色至淡棕色。菌柄圆柱形，侧生，少偏生，呈红褐色至紫褐色，光亮。孢子细小，呈黄褐色。气微香，味苦涩。

紫芝　皮壳呈紫黑色，有漆样光泽。菌肉为锈褐色。

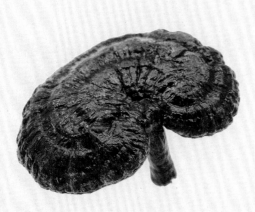

赤芝（正面）

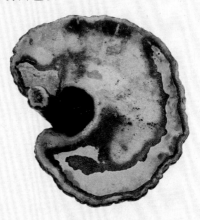

赤芝（背面）

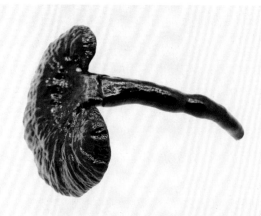
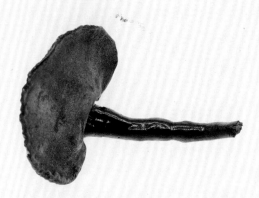

紫芝（正面）　　　　　　　　紫芝（背面）

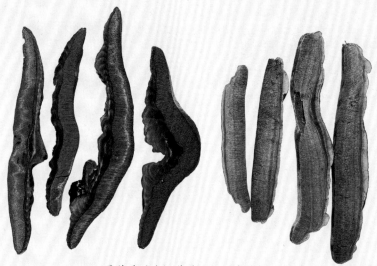

灵芝片（左：紫芝；右：赤芝）

【常见混淆品】市场上流通的灵芝种类很多，除赤芝和紫芝外，该科其他真菌构成了市场上的常见混淆品和地方习用品。

（1）薄树芝*Ganoderma capense* (Lloyd) Teng的子实体。子实体的菌盖呈扇形或扁形，具短柄或近无柄，有光泽。菌盖表面无轮环，菌肉有明显的轮纹，表面呈紫褐色或黑褐色，边缘呈棕黄色至红褐色。

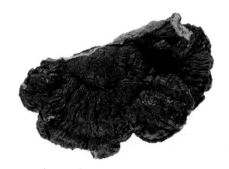

薄树芝

（2）云芝*Coriolus versicolor* (L. ex Fr.) Quel.的子实体。子实体无柄，或平伏而反卷，菌盖为半圆形至贝壳状、覆瓦状，往往相互连接，有细毛或绒毛，颜色多样，有光滑、狭窄的同心环囊，边缘薄。

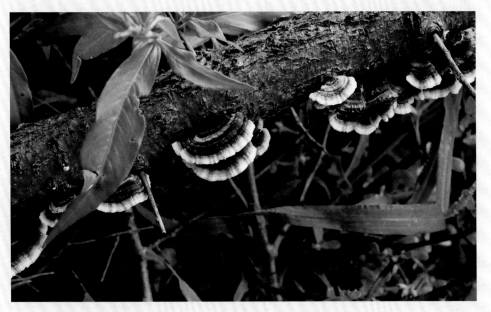

云芝

（3）树舌（扁芝）*Ganoderma applanatum* (Pers. ex Gray) Pat.的子实体。野生于阔叶树的树干上，也生于针叶树的树干和竹根基部。子实体无柄，菌盖有同心环纹，为半圆形、扁平，表面呈灰色或灰褐色，有时有疣或瘤。

【鉴别经验】

（1）可通过菌盖形态、表面特征、颜色、菌柄生长位置及形态、气味来鉴别灵芝品种。

（2）野生灵芝长相不均一，菌盖边缘有时较薄，表面及背面常凹凸不平，且颜色不均一，菌柄形态也不规则，需留意是否用仿野生灵芝或人工培植灵芝来冒充野生灵芝。

【储藏】置干燥通风处，防蛀。

【功效与主治】《神农本草经》记载紫芝"主耳聋，利关节，保神，益精气，坚筋骨，好颜色"。《本草纲目》言其"疗虚劳，治痔"。近现代中医认为灵芝味甘，性平，归心、肺、肝、肾经，有补气安神、止咳平喘功效，主治眩晕不眠、心悸气短、虚劳咳喘。

药理研究表明灵芝具有镇痛、镇静、抗惊厥作用，强心、增加心肌血流量、降压作用，抗血小板聚集及抗血栓作用，祛痰、止咳、平喘作用，提高肝脏的解毒功能以及保肝作用，降低血糖作用，抗氧化、延缓衰老作用，抗炎作用，抗肿瘤作用，抗放射作用，免疫调节作用。

【用法与用量】煎服，6~12克；研末吞服，1.5~3克。

【使用注意】实证者慎服。

【食疗】

1. 灵芝排骨汤

（1）原料：猪脊骨500克，灵芝20克，枸杞子10克，生姜5片，料酒、胡椒粉、精盐适量。

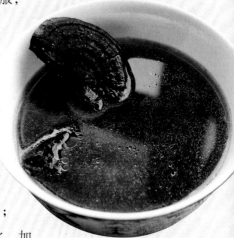
灵芝排骨汤

（2）做法：①将猪脊骨洗净，切块备用；灵芝洗净，切条备用。②在锅内加入适量清水，加入料酒，放入猪脊骨焯去血水后，将猪脊骨洗净备用。③取一锅清水，加入灵芝、猪脊骨、生姜，大火烧开后小火煮2小时。④放入枸杞子，加入胡椒粉、适量精盐，加盖煮5分钟后关火，即可食用。

（3）功效：养心安神，补益气血。

2. 灵芝大枣茶

（1）原料：灵芝片5片，大枣3颗，蜂蜜适量。

（2）做法：将大枣和灵芝片加500毫升矿泉水放在小锅中大火煮开，中火熬煮15分钟。待汤汁温度凉至60℃左右时，调入蜂蜜即可。

（3）功效：补肺健脾，益气养血。适用于治疗心气血虚所致的心

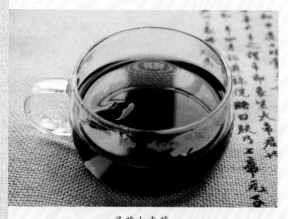
灵芝大枣茶

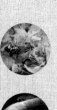

悸、失眠、健忘和肺肾阴虚所致的咳嗽气喘。

【附注】

（1）人们对灵芝的认识，有时带有夸张、不科学的一面，比如"百年灵芝""千年灵芝"的叫法就是不正确的。赤芝和紫芝均为一年生真菌，不管是野生灵芝还是栽培灵芝，不论是小灵芝还是大灵芝，它们的生长期都仅有几个月。

（2）灵芝孢子粉为赤芝和紫芝的子实体在成熟时弹射出的担孢子。因孢子粉直接服用很难被人体吸收，一般会采用研磨、粉碎等物理方法将孢子细胞壁破碎后，将其加工成破壁孢子粉。

（3）市场上出现的一些长得形态各异的灵芝，大多是通过人工控制的方法培育的，比如在套袋灵芝的培育中，通过改变光照、温度、湿度、二氧化碳浓度等培育出各种畸形的灵芝。

（4）灵芝属于腐生真菌。野生者多生于阔叶树的倒木或伐桩上，现人工栽培技术已经成熟，主要有袋栽（代料栽培）和段木栽培两种，以袋栽为主。

（5）一般认为野生灵芝优于人工培植灵芝，但不要一概而论，因为野生灵芝生长期短，若没有及时采摘，很容易虫蛀、霉变，这种野生灵芝的品质未必优于培植灵芝。

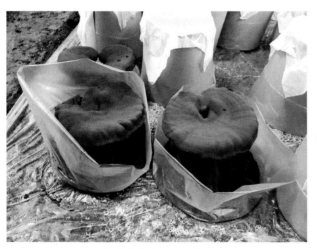
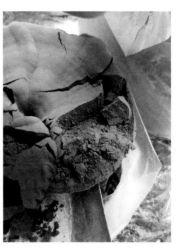

灵芝（喷射孢子粉后）-1　　　　　灵芝（喷射孢子粉后）-2

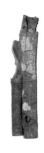

肉桂

肉桂，又名牡桂、官桂、桂通，首载于《神农本草经》，为植物肉桂的干燥树皮。植物肉桂一身都是宝，入药因部位不同，药材名称不同，树皮称肉桂，嫩枝称桂枝，果实称桂子。肉桂含有丰富的营养成分，是食疗调味的高手。肉桂粉在西方国家通常用来烤制面包和点心、腌制肉类食品等。此外，肉桂的枝、叶、果实、花梗还可提制桂油，桂油广泛用于饮料、食品的增香、医药配方、调和香精和高级化妆品。肉桂药用有补元阳、暖脾胃、除积冷、通血脉的功效。肉桂是临床治疗命门火衰、肢冷脉微、亡阳虚脱、腹痛泄泻、虚阳浮越、上热下寒等证的要药。

【来源】本品为樟科植物肉桂*Cinnamomum cassia* Presl的干燥树皮。

【产地】主产于我国广西、广东、云南及越南等地。

【采收与加工】多于秋季剥取，阴干。

【分类】根据采收和加工方法不同，肉桂可分为桂通、企边桂、板桂、桂碎。

【性状】本品呈槽状或卷筒状，长30～40厘米，宽或直径3～10厘米，厚0.2～0.8厘米；外表面为灰棕色，稍粗糙，有不规则的细皱纹和横向突起的皮孔，有的可见灰白色的斑纹；内表面为红棕色，略平坦，有细纵纹，划之显油痕。质硬而脆，易折断，断面不平坦，外层呈棕色而较粗糙，内层呈红棕色而油润，两层间有1条黄棕色的线纹。气香而浓烈，味甜、辣。

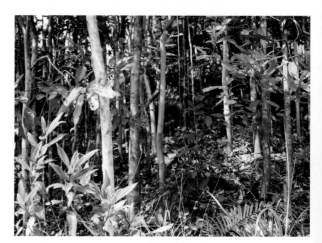

肉桂植物

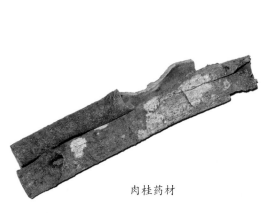

肉桂药材

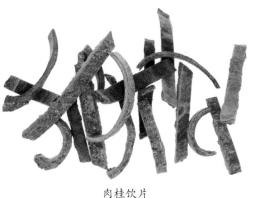

肉桂饮片

【常见伪劣品】

阴香　本品为樟科植物阴香*Cinnamomum burmannii* (C. G. et Th. Nees) Bl. 的干燥茎皮。横切面中间无黄棕色的线状环带，略具樟木香气。味微甜、辛辣。茎皮较薄，厚1～6毫米，内表面较干燥，划之油痕不明显。

柴桂　本品为樟科植物柴桂*Cinnamomum tamala* (Buch.–Ham.) Nees et Eberm. 的干燥茎皮。横切面中间无黄棕色的线状环带，略具樟木香气。味微甜、辛辣。茎皮较厚，厚4～12毫米，内表面带油性，划之油痕稍明显。

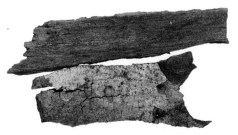

阴香

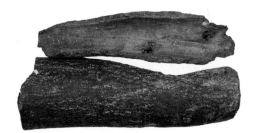

柴桂

【鉴别经验】肉桂内表面用指甲刻划可见油痕，横切面中间有一条石细胞组成的黄棕色环带，以不破碎、肉厚、体重、油性大、断面紫、香气浓郁、嚼之渣少者为佳。

【储藏】宜密封后，置阴凉干燥处。需注意防潮、防蛀和防虫。

【功效与主治】《神农本草经》记载肉桂"主上气咳逆，结气喉痹吐吸，利关节，补中益气"。《名医别录》言其"主心痛，胁风，胁痛，温筋，通脉，止烦、出汗"。近现代中医认为肉桂味辛、甘，性大热，归肾、脾、心、肝经，有补火助阳、散寒止痛、温通经脉、引火归原的功效，主治命门火衰、肢冷脉微、亡阳虚脱、腹痛泄泻、寒疝奔豚、腰膝冷痛、经闭癥瘕、宫冷、阳痿、阴疽、流注、虚阳浮越、上热下寒。

药理研究表明肉桂具有镇静、降压、通经止痛、杀菌、健胃、祛痰镇咳、利尿等作用。

【用法与用量】煎服，1～4.5克，宜后下或焗服；研末冲服，每次1～2克。

【使用注意】阴虚火旺者忌服，孕妇慎服。

【食疗】

1. 肉桂大枣红糖茶

（1）原料：肉桂5克，大枣10克，红糖适量。

（2）做法：先将肉桂洗净，用小火烘一下，让其味道更加浓郁。再倒入适量的开水，加入红糖及大枣。大火开锅后转小火，煮20～30分钟。

（3）功效：补虚益气，养血安神，健脾和胃。有助于改善肾阳亏虚引起的神疲乏力、畏寒等症状，还有温补的作用。如果用肉桂泡茶，煮的时间最好不要太久，以免失去药效。

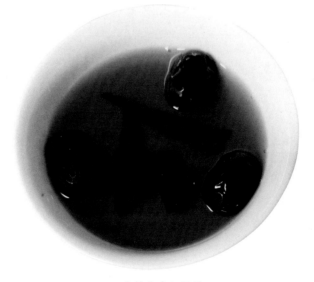

肉桂大枣红糖茶

2. 肉桂炖羊肉

（1）原料：羊肉150克，肉桂10克，干姜10克，盐、葱花、花椒粉适量。

（2）做法：羊肉洗净切块，与干姜、肉桂共炖至肉烂，调入盐、葱花、花椒粉即可。

（3）功效：温脾暖胃，散寒通阳。羊肉营养丰富，对贫血、气血两虚等虚寒病症均有很大裨益。干姜有温暖脾阳的作用。另外，肉桂有补元阳、暖脾胃、通血脉、散寒气的功用。适用于脾胃虚寒、体寒怕冷的患者。

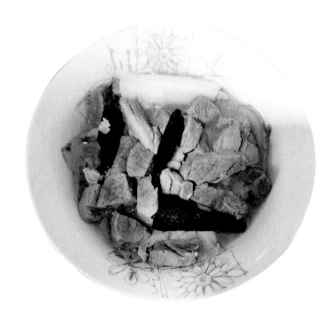

肉桂炖羊肉

【附注】进口肉桂中的"高山清化桂"（主产于越南北圻清化）为肉桂中的上等品。该肉桂皮厚，体较重，含油量高，气香而浓郁，味更甜，辛味较淡。

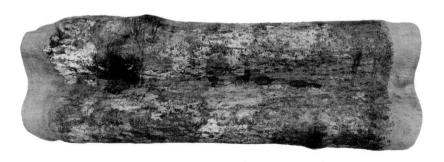

高山清化桂

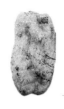

天麻

天麻，又名赤箭、赤箭芝，是植物天麻的块茎，天麻的生长发育完全依赖侵入自身体内的密环菌菌丝提供营养，属于异养植物。一般春季4—5月间采挖的为"春麻"；立冬前9—10月间采挖的为"冬麻"，质量较好。天麻性平，味甘，具有息风止痉、平抑肝阳、祛风通络的功效，是民间治疗高血压、头痛、眩晕等症的常用食疗药物。

【来源】本品为兰科植物天麻*Gastrodia elata* Bl.的干燥块茎。

【产地】主产于四川、云南、贵州、陕西、东北等地。

【采收与加工】立冬后至次年清明前采挖（冬麻），立即洗净，蒸透，敞开低温干燥。

【分类】天麻按采收期可分为冬麻、春麻（春季茎苗出土再采挖）。

【性状】天麻呈椭圆形或长条形，略扁，皱缩而稍弯曲，长3～15厘米，宽1.5～6厘米，厚0.5～2厘米。表面呈黄白色至黄棕色，有纵皱纹及由潜伏芽排列而成的横环纹多轮，有时可见棕褐色菌索。顶端有红棕色至深棕色鹦嘴状的芽或残留茎基；另一端有圆脐形疤痕。质坚硬，不易折断，断面较平坦，呈黄白色至淡棕色，角质样。气微，味甘。

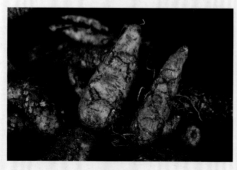

天麻鲜品

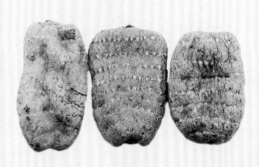

天麻药材

【常见伪劣品】

（1）茄科植物马铃薯*Solanum tuberosum* L.的干燥块茎。马铃薯切片后，经去皮加工后性状较似天麻，顶端留有茎基痕，底部无圆形疤痕，表面亦无点状横环纹，干透后有细裂缝，具马铃薯特有气味。

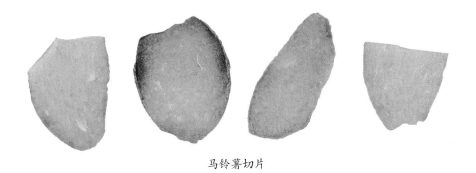

马铃薯切片

（2）菊科植物大丽菊*Dahlia pinnata* Cav.的干燥块根。呈长纺锤形，微弯曲，表面无点状环纹，可见明显的纤维断头，中有木心，嚼之黏牙。

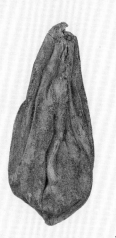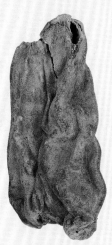

大丽菊

（3）紫茉莉科植物紫茉莉*Mirabilis jalapa* L.的干燥根。呈长圆形，稍弯曲，顶端有茎基痕，质坚硬；断面为角质样，有同心环；味淡，嚼之刺喉。

（4）美人蕉科植物芭蕉芋*Canna edulis* Ker-Gawl.的块茎。呈卵形或长椭圆形，表面有5～8条凸起的环节，可见须根痕，表面多起白色粉霜，味甜，嚼之有黏性。

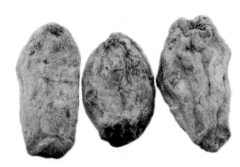

芭蕉芋

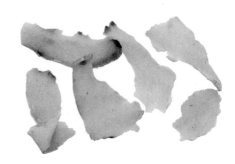

芭蕉芋切片

【鉴别经验】

（1）观察天麻外形：表面呈黄白色至黄棕色，有纵皱纹及由潜伏芽排列而成的横环纹多轮，一端有红棕色干枯芽苞，习称"鹦哥嘴"或"红小辫"，或为残留茎基，另一端有自母麻脱落后留下的圆脐形疤痕。气微，味甘。

（2）辨别天麻饮片特征：天麻饮片呈不规则的薄片，外表皮呈淡黄色至黄棕色，有时可见点状排列的横环纹。切面为黄白色至淡棕色。角质样，半透明。气微特异（天麻经水蒸煮时散发类似马尿的臭气），味甘。

（3）以个大体重，质坚实，有鹦哥嘴，断面角质明亮、半透明、无空心者为佳。冬麻优于春麻，野生优于家种。

【储藏】置阴凉、干燥处。需注意防潮、防蛀和防虫。

【功效与主治】《药性论》记载天麻可"治冷气顽痹，瘫缓不遂，语多恍惚，多惊失志"。《开宝本草》言天麻"主诸风湿痹，四肢拘挛，小儿风痫、惊气，利腰膝，强筋力"。《本草汇言》言天麻："主头风头痛，头晕虚旋，癫痫强痉，四肢挛急，语言不顺，一切中风风痰。"近现代中医认为天麻味甘，性平，归肝经，有息风止痉、平抑肝阳、祛风通络功效。天麻主治肝风内动，惊痫抽搐；眩晕，头痛；肢体麻木，手足不遂，风湿痹痛。

现代研究发现天麻有镇静，降低外周血管、脑血管和冠状血管阻力，降压，减慢心率，镇痛抗炎，提高机体免疫力等作用。

【用法与用量】煎服，3～9克；研末冲服，每次1～1.5克。

【使用注意】气血虚甚者慎服。

【食疗】

1. 天麻枸杞鸡汤

（1）原料：鸡半只，天麻10克，枸杞子10克，老姜2大块，盐适量。

（2）做法：①老姜去皮拍扁，切成块状，鸡切块，氽烫后捞出备用。②取一汤锅放入冷水，加姜块，煮到水沸，水沸后将鸡块、药材加入。转中小火煮1小时即可。

（3）功效：养血补虚。适用于因高血压引起的眩晕头痛，神经性偏正头痛，肢体麻木，神经衰弱的头晕、头痛、失眠等症。

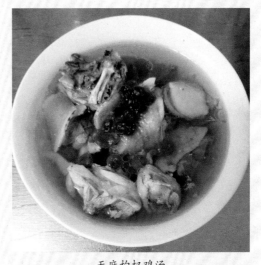

天麻枸杞鸡汤

2. 天麻鱼头汤

（1）原料：天麻片10克，鱼头500克，枸杞子10克，大枣6枚，生姜片3片，粗盐、绍兴酒各适量。

（2）做法：下鱼头、生姜片煎至两边金黄，再将天麻片、枸杞子和大枣一同加入砂锅中，加适量水，煮约1小时至汤稠，调味后捞出天麻片即可。

（3）功效：祛风止眩。适用于各种眩晕症及神经性偏正头痛等。

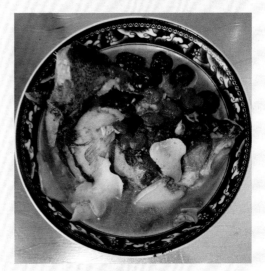

天麻鱼头汤

【附注】

（1）天麻过去多为野生，现天麻栽培技术已成熟，开始大面积栽培供药用。

（2）硫黄熏的天麻饮片，呈黄白色，微具刺激性气味，口尝味酸。

川贝母

贝母为百合科贝母属多年生草本植物，药材"贝母"为本属植物的干燥鳞茎，有悠久的使用历史，迄今已形成6个大的道地产区：伊贝母（又称新疆贝母）、平贝母、川贝母、湖北贝母、浙贝母及皖贝母（又称安徽贝母）。对各种贝母的药效评价，清初张石顽的《本经逢原》中曾论述："贝母……川者味甘最佳，西者味薄次之，象山者微苦又次之。"所述川者即川贝母，质量最好；西者指新疆贝母，质量次之；象山者即浙贝母，质量又次之。川贝母主要功效为润肺散结，止嗽化痰，多用于治疗虚劳咳嗽、吐痰咯血、心胸郁结等症。

【来源】本品主要为百合科植物川贝母*Fritillaria cirrhosa* D. Don、暗紫贝母*Fritillaria unibracteata* Hsiao et K. C. Hsia、甘肃贝母*Fritillaria przewalskii* Maxim.、梭砂贝母*Fritillaria delavayi* Franch.、太白贝母*Fritillaria taipaiensis* P. Y. Li或瓦布贝母*Fritillaria unibracteata* Hsiao et K. C. Hsia var. *wabuensis* (S. Y. Tang et S. C. Yueh) Z. D. Liu, S. Wang et S. C. Chen的干燥鳞茎。

【产地】主产于四川、青海、甘肃、云南、西藏等地。

【采收与加工】夏、秋两季或积雪融化后采挖，除去须根、粗皮及泥沙，晒干或低温干燥。

【分类】川贝母按性状分为松贝、青贝、炉贝三大类，再按直径大小、外观完整度、净度等进行分等。

【性状】

松贝　本品呈类圆锥形或近球形，高0.3～0.8厘米，直径0.3～0.9厘米。表面类白色。外层鳞叶2瓣，大小悬殊，大瓣紧抱小瓣，未抱部分呈新月形，习称"怀中抱月"；顶部闭合，内有类圆柱形、顶端稍尖的心芽和小鳞叶1～2枚；先端钝圆或稍尖，底部平，微凹入，中心有1个灰褐色的鳞茎盘，偶有残存须根。质硬而脆，断面白色，富粉性。气微，味微苦。

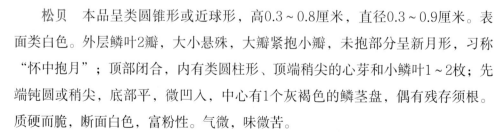

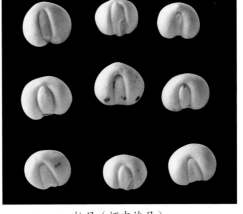

| 松贝 | 松贝（怀中抱月） |

青贝　本品呈类扁球形，高0.4～1.4厘米，直径0.4～1.6厘米。外层鳞叶2瓣，大小相近，相对抱合，习称"观音合掌"；顶部开裂，内有心芽和小鳞叶2～3枚及细圆柱形的残茎。

炉贝　本品呈长圆锥形，高0.7～2.5厘米，直径0.5～2.5厘米。表面呈类白色或浅棕黄色，有的具棕色斑点，习称"虎皮斑"。外层鳞叶2瓣，大小相近，顶部开裂而略尖，习称"马牙嘴"，露出内部细小的鳞叶及心芽；基部稍尖或较钝。

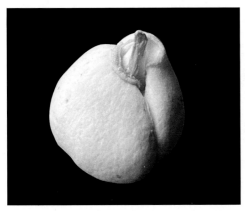

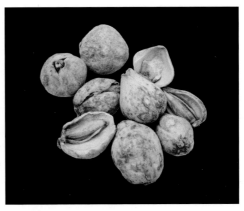

| 青贝 | 炉贝 |

【常见混淆品】贝母的种类很多，除川贝母外，还有平贝母、湖北贝母、伊贝母、浙贝母等。以上贝母的产地和植物来源均不同，不要混淆。

平贝母　本品为百合科植物平贝母*Fritillaria ussuriensis* Maxim.的干燥鳞茎。

外观呈扁球形，高0.5～1厘米，直径0.6～2厘米。表面呈乳白色或淡黄白色，外层鳞叶2瓣，肥厚，大小相近或一片稍大抱合，顶端略平或微凹入，常稍开裂；中央鳞片小。质坚实而脆，断面粉性。气微，味苦。

湖北贝母　本品为百合科植物湖北贝母*Fritillaria hupehensis* Hsiao et K. C. Hsia的干燥鳞茎。外观呈扁圆球形，高0.8～2.2厘米，直径0.8～3.5厘米，表面呈类白色至淡棕色。外层鳞叶2瓣，肥厚，略呈肾形，或大小悬殊，大瓣紧抱小瓣，顶端闭合或开裂。内有鳞叶2～6枚及干缩的残茎。内表面呈淡黄色至类白色，基部凹陷而呈窝状，残留有淡棕色表皮及少数须根。单瓣鳞叶呈元宝状，长2.5～3.2厘米，直径1.8～2厘米。质脆，断面呈类白色，富粉性。气微，味苦。

伊贝母　本品为百合科植物新疆贝母*Fritillaria walujewii* Regel或伊犁贝母*Fritillaria pallidiflora* Schrenk的干燥鳞茎。新疆贝母：外观呈扁球形，高0.5～1.5厘米；表面呈类白色，光滑；外层鳞叶2瓣，月牙形，肥厚，大小相近而紧靠；顶端平展而开裂，基部圆钝，内有较大的鳞片及残茎、心芽各1枚；质硬而脆，断面呈白色，富粉性；气微，味微苦。伊犁贝母：呈圆锥形，较大；表面稍粗糙，呈淡黄白色；外层鳞叶心脏形，肥大，一片较大或近等大，抱合；顶端稍尖，少有开裂，基部微凹陷。

浙贝母　本品为百合科植物浙贝母*Fritillaria thunbergii* Miq.的干燥鳞茎。大小分开，大的除去芯芽，习称"大贝"；小者不去芯芽，习称"珠贝"。珠贝为完整的鳞茎，高1～1.5厘米，直径1～2.5厘米；外表面呈类白色至淡黄色，内表面呈白色或淡棕色，被有白色粉末；质硬而脆，易折断，断面呈白色至黄白色，富粉性；气微，味微苦。

【鉴别经验】

（1）松贝、青贝和炉贝三种川贝母的主要区别如表2所示。

表2　松贝、青贝和炉贝的主要区别

商品名	形状	大小	颜色	鳞叶	顶部	底部
松贝	圆锥形或近球形	小	白	一大一小（怀中抱月）	闭合	平整
青贝	扁球形或圆锥形	较大	白	大小相似（相对抱合）	开口	斜
炉贝	马牙状	大	虎皮斑	大小相近	开口	圆锥形

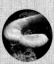

（2）松贝与小平贝性状相似，均有"怀中抱月"的形态，但价格相差很大，需要仔细辨别是否有用小平贝等混淆品来冒充或添加。两者有以下差异：松贝大鳞叶与小鳞叶排列紧密，两者之间缝隙很小，而小平贝的缝隙较大；松贝小鳞叶的高度与大鳞叶相当，小平贝小鳞叶的高度较低；松贝味稍苦，小平贝味苦。

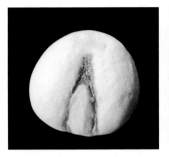 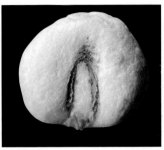 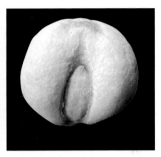

| 小平贝-1 | 小平贝-2 | 小平贝-3 |

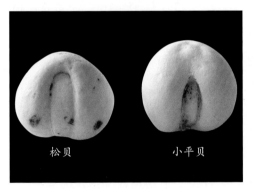

松贝与小平贝的对比图-1

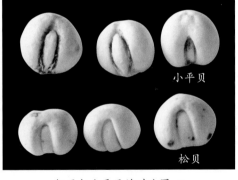

松贝与小平贝的对比图-2

（3）贝母类药材颜色并非越白越好，色泽很白的商品要注意是否硫黄熏品。

（4）松贝和青贝以粒小而匀、味微苦甜者为佳。

【储藏】一般放在阴凉干燥的地方，或放在冰箱冷藏。

【功效与主治】《神农本草经》记载川贝母"主伤寒烦热，淋沥邪气，疝瘕，喉痹，乳难，金疮风痉"。《名医别录》言川贝母"主治腹中结实，心下满，洗洗恶风寒，目眩，项直，咳嗽上气，止烦热渴，出汗，安五脏，利骨髓"。近现代中医认为川贝母味苦、甘，性微寒，归肺、心经，有清热化痰、润肺止咳、散结消肿功效，主治虚劳咳嗽、肺热燥咳、乳痈、肺痈、瘰疬、瘿瘤、喉痹等。

药理研究表明川贝具有镇咳、祛痰、抗溃疡等作用。

【用法与用量】煎服，3~10克；研末服，1~2克。

【使用注意】脾胃虚寒及有湿痰者不宜。反乌头。

【食疗】

1. 川贝母大枣瘦肉汤

（1）原料：瘦肉200克，川贝母3克，大枣6枚，姜2片，盐适量。

（2）做法：①将川贝母泡水约10分钟，将大枣冲洗好备用。②将瘦肉洗净后氽烫，再捞出备用。③将所有材料放入炖盅里，加入热水，放入蒸笼或蒸锅中炖90分钟，再加盐调味即可。

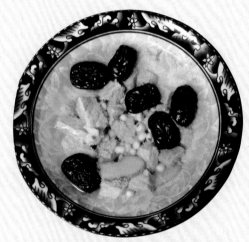

川贝母大枣瘦肉汤

（3）功效：滋阴润肺，清热止咳。适用于阴虚咳喘等症。

2. 川贝百合炖雪梨

（1）原料：川贝母3克，百合20克，雪梨150克，冰糖10克。

（2）做法：①把川贝母、百合用水浸透洗净。②雪梨用水洗净，连皮切件，去核、去心、去蒂。③将川贝母、百合、雪梨等材料连同冰糖一起放入炖盅内，加适量凉水，盖上盅盖。隔水炖3小时，即可食用。

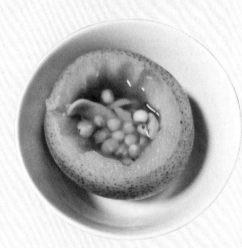

川贝百合炖雪梨

（3）功效：滋阴润肺，清热化痰。适用于感冒后期，咳嗽日久不愈，痰少而黏，咽干口渴。婴幼儿及老人用之尤宜。

【附注】药典收录的两种栽培品种太白贝母和瓦布贝母在市场上比较少见，主要是用作药材投料。栽培贝母呈类扁球形或短圆柱形，高0.5~2厘米，直径1~2.5厘米；表面呈类白色或浅棕黄色，稍粗糙，有的具浅黄色斑点；外层鳞叶2瓣，大小相近，顶部多开裂而较平。

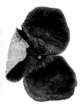

陈皮

　　陈皮，又名橘皮，是橘的干燥成熟果皮。橘一身都是宝，橘皮、橘核、橘络、橘红、橘白等都是愈疾的良药。南北朝时期陶弘景谓"橘皮，以陈久者为良"，明代李中梓谓陈皮"收藏又复陈久，则多历梅夏而烈气全消，温中而无燥热之患，行气而无峻削之虞"。一般而言，存期不足三年的称柑皮或果皮，存期满三年或以上的才称为陈皮，且陈化时间越长香气越醇厚，故民间有"一两陈皮一两金，百年陈皮胜黄金"的说法。陈皮味辛、苦，性温，有理气燥湿、止咳化痰、健脾和胃等功效，是老百姓非常喜欢且常用的养生药材。

　　【来源】本品为芸香科植物橘*Citrus reticulata* Blanco及其栽培变种的干燥成熟果皮。药材分为陈皮和广陈皮，其中"广陈皮"特指来源于橘的变种茶枝柑*Citrus reticulata* "Chachi"的干燥果皮。

　　【产地】主产于我国长江以南各省区，广陈皮产于广东、广西等地。广东江门新会等地为其道地产区。

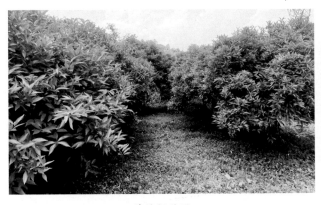

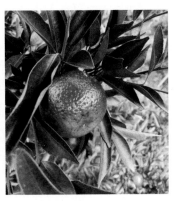

茶枝柑果园　　　　　　　　　　　　　　茶枝柑

　　【采收与加工】10月霜降后至12月冬至前后，采摘成熟果实，剥取果皮，晒干或低温干燥。茶枝柑的开皮方法较特别，常采用正三刀法或对称两刀法开皮。

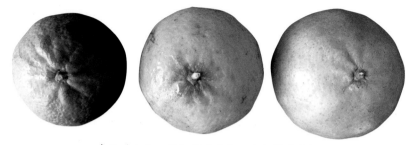

青柑（左）、二红柑（中）、大红柑（右）

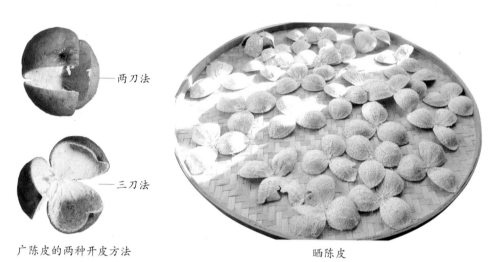

——两刀法

——三刀法

广陈皮的两种开皮方法

晒陈皮

【分类】

1. 按基源

可分为陈皮、广陈皮。其中，广陈皮按不同产地，可分为新会陈皮和非新会陈皮。

2. 按采收时间

陈皮可分为青皮、二红皮、大红皮等。

3. 按储藏年限

陈皮可分为新皮、3年陈皮、5年陈皮、10年陈皮、15年陈皮等。

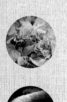

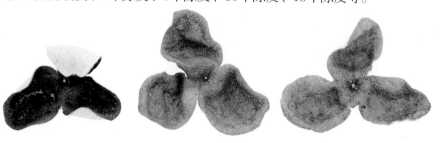

青皮（左）、二红皮（中）、大红皮（右）

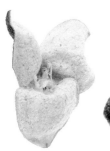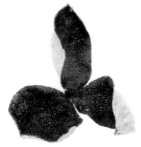

广陈皮新皮（当年）

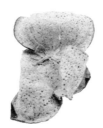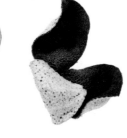

广陈皮（放置2年）

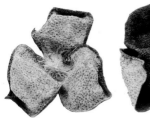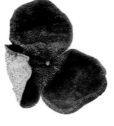

广陈皮（放置5年）

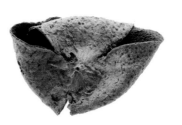

广陈皮（放置10年以上）

【性状】

（1）陈皮常剥成数瓣，外表面呈橙红色或红棕色，有细皱纹及凹下的点状油室；内表面呈浅黄白色，粗糙，附黄白色或黄棕色筋络状维管束。质稍硬而脆。气香，味辛、苦。

（2）广陈皮常3瓣相连，形状整齐，厚度均匀，约1毫米。点状油室较大，对光照视，透明清晰。质较柔软。

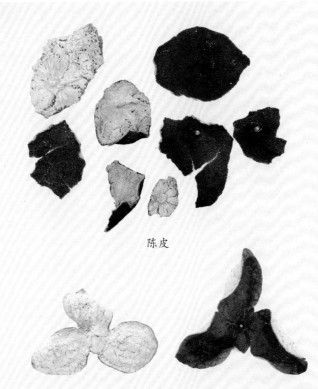

陈皮

广陈皮

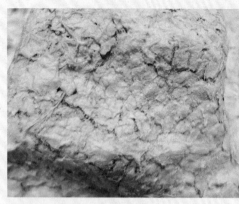
陈皮内表面

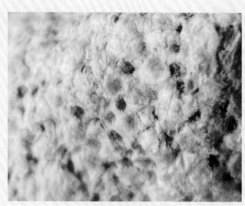
广陈皮内表面

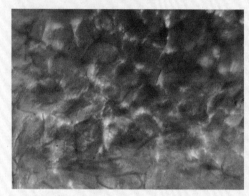
陈皮内表面（对光照视）

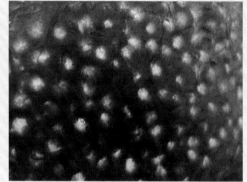
广陈皮内表面（对光照视）

【常见伪劣品】以陈皮冒充广陈皮、以非新会陈皮冒充新会陈皮、陈皮储藏年限造假等现象需留意。

【鉴别经验】

（1）广陈皮与陈皮的主要鉴别点如下：一是对光看时，广陈皮的点状油室较大，且分布较均匀；陈皮的油室小，分布不规则。二是广陈皮的中果皮较薄，陈皮的中果皮较厚。三是气味，广陈皮具有特异的香气。

（2）陈皮以"陈久者为良"，所以储藏时间越久的陈皮品质越高，价格越贵。在市场上会有陈皮"充老"的现象，如何鉴别？随着储藏时间的延长，广陈皮会发生以下几点变化：内囊（中果皮）往往会逐渐脱落而逐渐变薄，会有自然剥落的层次感；外表面和内表面的颜色均会加深，但需注意这是正常的颜色变化，而不是由于采用人工处理的方法故意加深颜色；新皮闻起来带刺鼻的香气，并且带果酸味，甜中带酸；老皮闻起来味道纯正，甘香醇厚。

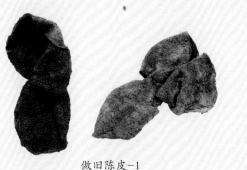

做旧陈皮-1

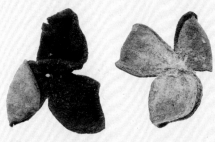

做旧陈皮-2

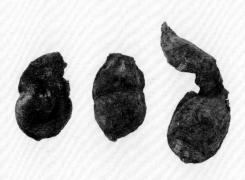

做旧陈皮-3

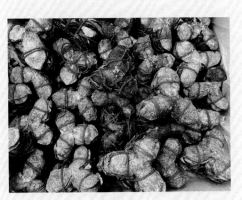

做旧陈皮-4

（3）做旧陈皮色泽均匀，整体颜色偏深，看起来很陈旧，但内囊却很紧实，没有明显层次脱落的痕迹；闻气味时，做旧的陈皮大多为酸香，不具有自然陈化陈皮的特有芳香味；煮水后，做旧陈皮不耐泡，而且味道酸中带苦。

（4）陈皮，以广陈皮为优；广陈皮，以江门新会新皮为优。

【储藏】将干燥后的陈皮放入麻袋或纸箱中储藏，每年取出晾晒2~3次。天气潮湿的季节要注意防潮，提防发霉和生虫。注意：储藏是其陈化过程，将陈皮放入密封袋或冰箱中存放会延缓陈化。陈皮以陈化储藏3年以上使用为佳。新皮水分和糖分较高，储藏的前3年尤其重要，要留意防霉防虫。

【功效与主治】《神农本草经》记载陈皮"主胸中瘕热、逆气，利水谷。久服去臭，下气，通神"。《名医别录》言其"下气，止呕咳，除膀胱留热、停水、五淋，利小便，主脾不能消谷，气冲胸中，吐逆霍乱，止泄，去寸白"。《本草纲目》谓陈皮"疗呕哕反胃嘈杂，时吐清水，痰痞，疟疾，大肠闭塞，妇人乳痈。入食料解鱼腥毒"。近现代中医认为陈皮味辛、苦，性温，归肺、脾经。有理气健脾、燥湿化痰的功效。主治脾胃气滞证，呕吐、呃逆，痰湿、寒痰咳嗽，胸痹。

现代研究发现陈皮有增强心脏收缩能力、升高血压、清除氧自由基和抗脂质过氧化、扩张气管、祛痰、利胆、降低血清胆固醇等作用。

【用法与用量】煎服，3～9克。

【使用注意】气虚及阴虚燥咳患者不宜。吐血证患者慎服。

【食疗】

1. 陈皮饮

（1）原料：陈皮10克，山楂3克，生麦芽15克，荷叶30克，白砂糖10克。

（2）做法：①将陈皮、山楂、荷叶、生麦芽一同放入锅中。②加入1000毫升清水用大火煮开，改用小火熬30分钟后滤去渣，把汤汁倒出。加入白砂糖搅匀，装入瓶中存储，喝时需加热后饮用。

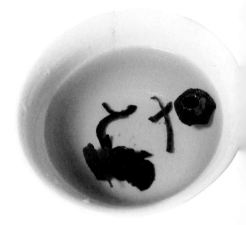

陈皮饮

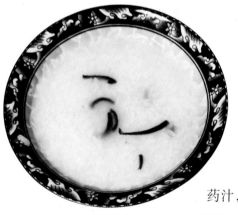

陈皮茯苓粥

（3）功效：温中和胃，健脾开胃，理气化痰。

2. 陈皮茯苓粥

（1）原料：陈皮20克，茯苓30克，粳米100克。

（2）做法：先将陈皮、茯苓煎取药汁，去渣，然后加入粳米煮粥，或将陈皮晒干，和茯苓研为细末，每次3～5克，调入已煮沸的米粥中同煮。每天1～2次，连服10～15天。

（3）功效：理气健脾，化痰安神。

【附注】广陈皮的价格一般随着储藏年限的增加而上涨，真正的老陈皮量少而价高，日常调理选陈化5年左右的陈皮即可，若要选10年以上的陈皮，一定要留意是否做旧陈皮。